まとめない ACP

整わない現場、

予測しきれない死

宮子あずさ

医学書院

●著者略歴

宮子あずさ

1963年東京都生まれ。看護師／作家。
1983年明治大学文学部中退。1987年東京厚生年金看護専門学校(現JCHO東京新宿メディカルセンター附属看護専門学校)卒業。1987〜2009年東京厚生年金病院(現JCHO東京新宿メディカルセンター)勤務(内科・精神科・緩和ケアなど)。2013年東京女子医科大学大学院博士後期課程修了。著書に『気持ちのいい看護』『看護師が「書く」こと』(医学書院),『看護師という生き方』(ちくまプリマー新書),『「負けるが勝ち」の看護と人生』(日本看護協会出版会),『訪問看護師が見つめた人間が老いて死ぬということ』(海竜社),『両親の送り方―死にゆく親とどうつきあうか』(さくら舎),など多数。
母は評論家・作家の吉武輝子氏,父・宮子勝治氏はテレビ局報道部勤務を経て,映画『東京オリンピック』(1965年)の制作にかかわる(ともに故人)。

まとめない ACP
―整わない現場、予測しきれない死

発　行　2021年9月1日　第1版第1刷©
著　者　宮子あずさ
発行者　株式会社　医学書院
　　　　代表取締役　金原　俊
　　　　〒113-8719　東京都文京区本郷1-28-23
　　　　電話　03-3817-5600(社内案内)
印刷・製本　アイワード

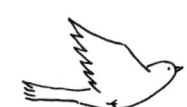

はじめに

　この本の読者対象は，アドバンス・ケア・プランニング（advance care planning：ACP）に関心がある人，とりわけ，これから関わらなければならない人（看護師，ケアマネジャー，その他の支援者…）である。

　書き始めるにあたって，私にはひとつの目的があった。私はかねがね，ACPが推進される中で，積極的治療を求めず亡くなることばかりが積極的に推進されてほしくない，と考えていた。そのため，私がこれまでに経験してきた事例を通して学んだ，人が病み，亡くなる経過についてまとめ，ACPに生かしていただきたいと思ったのである。

　ひとりの個人に戻れば，私も予後不良の病気とわかった時に，楽に死ねるならがんばらなくてもいい。そんな気持ちもよぎる。しかし，ひとたび看護師として他人の死に関わる際には，その気持ちは封印する。なぜなら，医療者には，人の生き死にを左右する力がある。それだけに，安易に人の死を早めることには，抑制的であるべきだと思うからだ。

　私がこれまで見てきた人の死を思い出すにつけても，その気持ちが強くなる。一言で言えば，そんな状態でも，心から死にたい人はいないように見えた。

　私は1987年から看護師として働き，その多くを精神科領域で過ごしてきた。精神科疾患は，生命予後が悪い病気ではない。この本で取り上げる経験は，ほとんどが看護師になってすぐに配属された内科病棟と，精神科病棟の管理者時代に兼務した緩和ケア病棟が中心になる（事例についてはエッセンスを残してすべて改変している）。この2つの病棟で，私は数百人の亡くなる患者と関わってきた。

亡くなる人とその近しい人たちは，こんなにも必死に，時にのんきに日を送り，いよいよその時になって，予想できない反応を見せたりする。いろいろ準備をしてきたつもりでも，思ったようにならない，「整わない現場」がそこにある。

　この「整わない現場」を無理に整えようとすると，さまざまなきしみが生じる。「助からないのはわかっているけど，どうしても死にたくない」「よくならないのはわかっているけど，なんとかならないものか」など，病む人は複雑な気持ちをもっている。そして周囲にいる親族や友人にも事情があり，「優しく世話をしたいけど，親への積年の恨みが捨てられない」「いろいろやってあげたいけど，私にも家庭がある」など，言えない気持ちを抱えている人も多い。

　このような中で，「人の手を借りてでも生きたい」と言えない人が出てくるのではないだろうか。ACPのプロセスが，整わない気持ちを無理矢理整えられてしまう場にならないだろうか。このような懸念を抱いた。

　「人生会議」とも言い換えられるACPを，「シネシネ会議」にしてはならない。不謹慎な表現かもしれないが，そんな気持ちが今とても強く湧いている。私が死について経験したこと，そこから考えたことをACPに臨む人たちに伝える気持ちで，この本を書き始めたい。

2021年6月

宮子あずさ

目次

本書で記載する事例については，完全なる匿名性を維持するため，性別，年齢，背景などは，エッセンスを残してすべて改変しています。

ブックデザイン　遠藤陽一（デザインワークショップジン）
イラスト　祖父江ヒロコ

Part | 1

私とACP

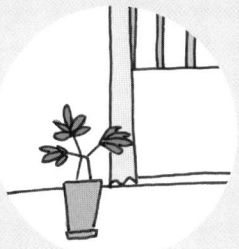

実はこの本を書こうと決めた時，私はACP（アドバンス・ケア・プランニング：人生の最終段階の医療・ケアについて，本人が家族等や医療・ケアチームと事前に繰り返し話し合うプロセス）そのものについて熟知しているとはいえなかった。ただ，「はじめに」に書いたように，「ACPが推進される中で，積極的治療を求めず亡くなることばかりが積極的に推進されてほしくない」と強い危機感を抱いた。そこがこの本の出発点である。その危機感の元と私自身の経験について，まずはお話ししたい。

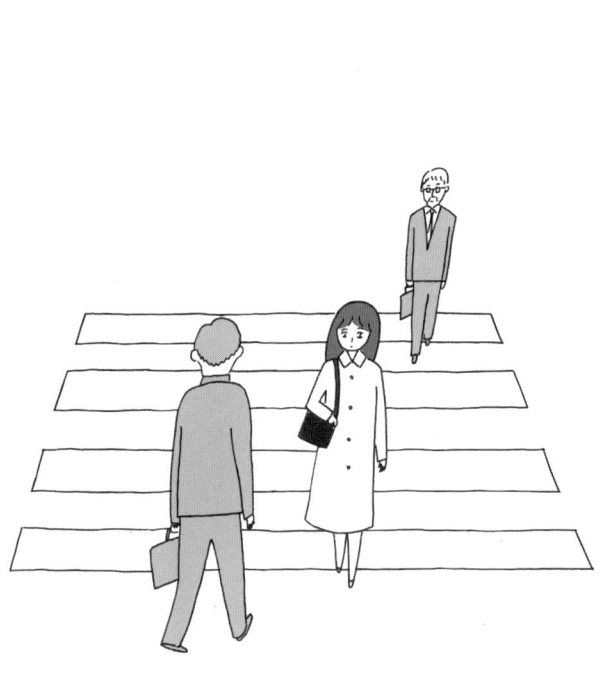

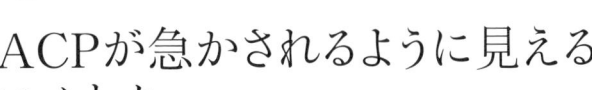

1.1

ACPが急かされるように見える
ヨノナカ

　私がACPに強く関心をもったきっかけは、「人生会議」のポス
ターへの批判であった。しかし、それ以前にも、これまでは御法度
だった「治療の中止」について、基準を緩める動きも見られていた。
ポスターを見た時、こうした動きも重なり、「シネシネ会議」とい
う言葉が脳内を駆け巡ったのだった。ACPが急かされるように見
えるヨノナカはおかしい。そう強く思った。

1 | 「人生会議」ポスター炎上

　私が「これはマズイ」と感じたのは、「人生会議」のポスター騒
動を通してだった。
　厚生労働省はACPの普及を促進するため、2018年8月13日から9
月14日の間に愛称を公募した。11月、応募総数1,073件の中から選
ばれた名称は、「人生会議」。選定理由は「意味が明確な単語の組み
合わせにより、日常会話に浸透していくことが期待できる」「家族
等、信頼できる人たちと輪を囲んで話し合う、というイメージが湧
く」の2点であった[1]。
　この決定を受けて、厚生労働省は吉本興業のお笑いタレントを起
用したポスターを制作する。これにはナザールチューブで酸素投与
を受け、死の床にある男性が眉間にしわを寄せて大げさな表情を作
る上半身が写され、以下のような心の声が重なっている[2]。

まてまてまて俺の人生ここで終わり？
大事なこと何にも伝えてなかったわ
それとおとん，俺が意識ないと思って
隣のベッドの人にずっと喋りかけてたけど全然笑ってないやん
声は聞こえてるねん。
はっず！
病院でおとんのすべった話聞くなら
家で嫁と子どもとゆっくりしときたかったわ
あーあ，もっと早く言うといたら良かった！
こうなる前に，みんな「人生会議」しとこ

　そして，この心の声と共に，ポスターには「命の危機が迫った時，想いは正しく伝わらない」というキャッチコピーが書かれている。

　このポスターは患者個人や医療者，そして患者団体からも抗議を受け，結局，配布は中止となった。SNSや報道などでは「茶化している」「ふざけすぎだ」「恐怖を煽っている」といった批判が多くあったが，これらの批判は当然だと思う。

　SNSにアップされたポスターを見て私が最初に思いついた言葉は「悪趣味」だった。死を悲痛に描けとは思わないし，ことさらに隠す必要はない。かといって，無理におもしろおかしくしなくてもよいし，暴き立てることもない。

　ACPの名称として「人生会議」を選んだ理由に「日常会話に浸透していく」「信頼できる人たちと輪を囲んで話し合う」があったことを思えば，このポスターは全く相反するイメージをもたらしていた。むしろ淡々と，日常の延長にあることを伝える表現を工夫したほうが，目的にかなったはずである。

　これに関連してちょっと横道に逸れると，臨終のその時，私の目

の前で，何度も喜劇的な出来事が起きた。必死な状況というのは，時に喜劇を呼ぶのかもしれない。ホレス・ウォルポールの名言「世界は考える者にとっては喜劇であり，感じる者にとっては悲劇である（The world is a comedy to those who think, a tragedy to those who feel）」[3]というのは，看護師として働いてきて，実感としてわかる。看護師は，思考しながらその場にいるため，「考える者」となりやすい。

　最初の経験は，新人時代，80歳代の男性が亡くなった直後，妻が自宅に電話し，「通夜の寿司は竹よ！」と叫んだ場面である。当時は予想外の反応に困惑し，「いろいろあるんだなあ」と納得した。その後，私自身も親を看取り，葬儀を出し，妻の気持ちがなんとなくわかるようになった。子ども，きょうだい，親族や友人が涙を流す中，妻は亡き夫の葬儀をきちんとしてあげたいという気持ちから，高ぶってしまったのだろう。

　また，こんなこともあった。高齢の男性が亡くなる時に，中年の子どもたちが「お父さんを励ますテープをかけてあげたい」というので，もちろんそうしてもらった。すると，ラジカセ（って，古い表現ですが）にカセットテープをセットして大音響でかけたのが，榎本健一（いわゆるエノケン）の「炭坑節」だった。これがいかに場違いかは，ぜひYouTubeでもいいので，聞いていただきたい。

　このような経験をしているので，臨終はただただ悲痛というだけではない，複雑なものだというのは身に染みている。「通夜の寿司」のように後から考えてしみじみわかることもあれば，「炭坑節」のようにその瞬間笑いをかみ殺した思い出もある。描きようによっては，笑いがあってもよい。しかし，あのポスターは笑えない。あまりに考えが浅いから，笑えず，不愉快な気持ちにさせられるのではないか。

　そして私がこのポスターから読み取ったのは，なにがなんでも

ACPを広めたいという，国のなりふり構わない姿勢であった。焦って事を進めようとしているな。いや〜な感じがしてならなかった。

2 | 「医療の中止」への舵取り

　1987年に看護師として働き始めたのは，亡くなる患者の多い内科病棟だった。当時と今を振り返ると，心肺蘇生の適応が絞られたと感じる。

　病状から見て明らかに救命できない人への蘇生は過酷だと私も感じていた。それをしなくなるのはよいことだと思い，蘇生しない死を受け入れるうちに，やがてその手前の濃厚な医療処置——補液，経管栄養，抗菌薬による感染症治療などの対症療法についても，少しずつ検討されるようになった。

　QOL（quality of life；生活の質）の見地から，どこまで治療するかが話し合われ，少しずつ死ぬ前の医療は薄くなっていった。補液を絞るほうが穏やかに亡くなるのもわかってきたが，一方で，救命しないことへの忌避感が薄れていくことに，怖さを感じてもいた。

　こうした過渡期の内科病棟に9年いた後，精神科病棟に異動し，濃厚な医療処置から遠ざかった。2009年には精神科単科の病院に移り，そこの訪問看護室で働くようになった。ますます濃厚な医療処置からは遠ざかったが，その間にも，QOL重視の「無理をして生かさない」医療はどんどん主流になり，それを横目に見ながら働いていた。

　そして，テレビのニュースで肺炎の治療もまた，見直されるとの話を聞き，ついにここまで来たかと驚きを禁じ得なかった。以下はそのニュースの記事である。

2016年10月20日　NHKニュースWEB
「死因第３位の肺炎 "治療控える選択も" 学会が新指針案」

　肺炎は，がんや心臓病，それに老衰などのため体力が低下した高齢者が細菌感染などを起こしてなる場合が多く，毎年，10万人以上が死亡する日本人の死因の第三位を占める病気です。

　終末期や老衰の場合，治療しても再発を繰り返し呼吸が苦しい状態が続いたりするほか，人工呼吸器を装着して家族と会話もできないまま亡くなってしまうケースも少なくありません。

　また，学会などによりますと医療現場では高齢者が肺炎で救急搬送され入院するケースが増えていて，長期の入院によってほかの救急患者の受け入れが難しくなったり，人工呼吸器などの医療機器がひっ迫したりする事態がおきている医療機関もあるということです。

　こうした点を踏まえ，全国１万2,000人の専門の医師らが加盟する日本呼吸器学会は，これらの肺炎の治療をどうすべきか議論してきました。

　その結果，ことしの診療ガイドラインの改訂でがんなどの終末期や老衰のため肺炎を起こした場合には，人工呼吸器の装着や抗菌薬の投与などの積極的な治療は行わず，痛みを取り除く緩和ケアを優先する選択肢を初めて認める案をまとめました。

　具体的には，患者が，がんなどの終末期や老衰の状態にあるか，医学的に判断したうえで，適切な情報提供と説明を行って本人の意思を最大限に尊重するとしています。

　そして治療を差し控える場合には，医師が１人で決めるのではなく多くの専門職からなる医療チームが，患者や家族と話し合って決め，合意した内容を文書に残すなど人生の最後の段階での医

療の在り方を定めた厚生労働省の指針に従うなどとしています。

（一部抜粋）

　このように積極的な治療を行わないことを選択肢に入れる方向は，日本老年医学会，日本緩和医療学会ほか，さまざまな学会のガイドラインに見られるようになった。すでに病院は，団塊の世代が全員75歳を迎える2025年に向けて，「時々入院 ほぼ在宅」の方向を打ち出している。

　この方針に沿って，急性期病院の入院期間はどんどん短くなり，すぐに帰れないひとり暮らしの高齢者を，なかなか受け入れてくれなくなった。記事にある「長期の入院によってほかの救急患者の受け入れが難しくなったり」という事態は，呼吸器疾患に限らないのである。

　訪問看護の利用者が体調を崩しても，入院させてもらえず，なんとかショートステイでしのぐ。そんな例が増えてきた。結局のところ，医療を受けない人を増やしていきたいのだろうな——そのような推測は，基本的に当たっていたと思う。

3 | 医療者が先に諦めてはいけない

　国が社会保障費の削減を目指しているのは，診療報酬の変更や生活保護の支給額減額など，さまざまな事象から明らかだと思われた。医療者は制度の中で医療を提供している。実は社会のあり方，もっとダイレクトに言えば時の政治と決して無関係ではいられない。国が目指す形に医療者のあり方もつくり替えられてしまう面があると感じる。

　例えば看護師になったばかりの頃，一緒に働いた医師の多くがど

んな状況でも諦めずに治療をしたがった。「先生，あの人にそこまでするのですか？」と看護師が言い，医師と対立する。そんな場面がよく見られたものだ。

しかし，今は違う。高齢者に対して，「もうお年だから，静かにお看取りでいいでしょう」と，医師のほうが決めてかかっている場合も多い。その結論を公言するかは別として，今後の方針について，そのように見積もっているのは，よくある話なのだ。

この違いを，どのように考えればいいのだろうか。私は釈然としない気持ちになってしまう。医師だけが命を長らえることにこだわり，本人にとってつらい治療を延々続けるのはほめられることではない。しかし，それ以上に，医師のほうが患者よりも先に諦めてはいけない。

できれば，医師には助けたい強い気持ちをもちながら，それをなだめて諦めるようであってほしい。もちろんこれは看護師にもいえることだ。医師がしゃにむに治療しようとするからこそ，私を含め，当時の看護師は医師にストップをかけた。もしあの時，医師のほうがさっさと諦める人だったら，むしろその態度を批判したと思う。

昭和が終わる頃の内科病棟で，忘れられない場面がある。80歳代後半の慢性呼吸不全の男性が，何度も肺炎を繰り返して入院してきた。先ほど紹介したNHKニュースWEBの記事で言えば，「治療控える選択も」検討される状況だったと思う。

何度目かの入院で搬送された時，とにかく痰の量が多かった。愛されていたのだろう，家族から「とにかく助けてほしい」と懇願された若い主治医は，指導医のアドバイスもあり，気管支鏡を使って気道を洗浄した。痰は取れたが，術中心停止し，結局亡くなってしまった。

後日，別のベテラン医師が，この処置について「無理で無駄な処置だった」と批判し，指導医との間で怒鳴り合いの喧嘩になった。

当時20歳代だった私は，正直なところ，批判した医師に近い気持ちだった。無駄とまでは言わないが，無理をしてまですることだったのか。そんな割り切れない気持ちが残っていたのである。

　しかし，その後処置を行った若い医師は，救命を基本にしながら，患者や家族と話し合って方針を決める，誠実な医師に育った。一方，批判したベテランの医師が指導していた別の若い医師は，「年寄りには何もしなくてよい」と考える傾向が強く，その成長には大きな違いが出たのである。この違いを見て，私は評価を変えずにいられなかった。

　また，当時の状況を思い返すと，とにかく救命しようとした方向性は間違っていなかったように思う。入退院を繰り返すうち，寝たきりになり，話すことも少なくなっていった男性だが，家族が来た時はうれしそうで，明らかに表情が違っていた。恐らくは，できるだけこの世で家族といたい気持ちがあったのではないだろうか。

　私自身は諦めのよさも大事との人生観を大事にしているが，こと医療者としては，人の人生についてまで，勝手に諦めるわけにはいかない。ACPが急かされるように見える現状だからこそ，その点を強く意識したいと思っている。

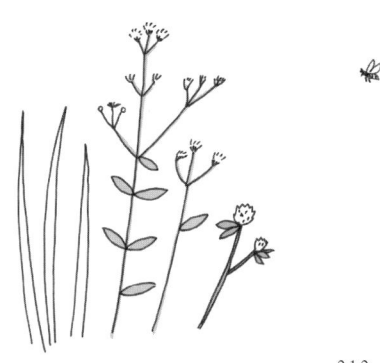

1.2

ACPを捉え直す

　ACPに「生きることを諦めさせる」危険性を感じた私は，批判したい気持ちを少し棚上げして，ACPについて学ぶことにした。最初に参照したのは，「人生の最終段階における医療・ケアの決定プロセスに関するガイドライン 解説編」[4]。これをネットからダウンロードし，熟読した。

1 | ACPの定義

　まず，何事も言葉の定義をしっかり掴んでおくことは重要で，そこを曖昧に論じてはならない。当たり前の話であるが，実はこれが曖昧なままに話が進み，議論が熱くなるにつれてますます曖昧になるのは，不毛な議論の常である。

　私が一番説明しやすい例で言うと，選択的夫婦別姓の議論がこれに当たる。選択的夫婦別姓は，結婚した際，同姓にしなくてもいいようにする制度変更である。私は，この制度変更を強く願っているが，これに対して「夫婦が同姓のほうが一体感がある」「なぜ別姓でなければいけないのか」と異を唱える人がいる。あくまでも「選択的」なのだから，そう思う人は同姓にすればよい。いかにも別姓を強制されているかのような反論が多く，本当にがっかりしてしまう。頭に血が上ると相手の主張が吟味されなくなる好例だと思う。

　こうした轍を踏まぬよう，ACPの基本についてここで取り上げておきたい。

　「人生の最終段階における医療・ケアの決定プロセスに関するガ

イドライン 解説編」によれば，ACP（アドバンス・ケア・プランニング）とは，「人生の最終段階の医療・ケアについて，本人が家族等や医療・ケアチームと事前に繰り返し話し合うプロセス」を指している。

　つまり，ACPの定義には，どのような方向・結論が望ましいかの記述は一切ない。あくまでもどのような原則を踏まえて話し合われ，決定されるべきか，そのプロセスが書かれているのみである。

　ガイドラインそのものは，以下のように，A4判の2ページに収まるシンプルな内容である。

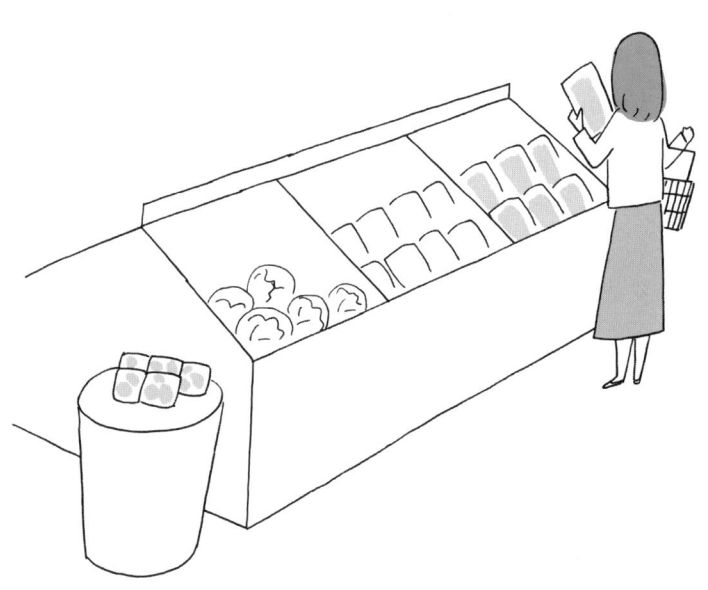

人生の最終段階における医療・ケアの決定プロセスに関する ガイドライン

厚生労働省改訂 平成30年3月

1 人生の最終段階における医療・ケアの在り方

① 医師等の医療従事者から適切な情報の提供と説明がなされ，それに基づいて医療・ケアを受ける本人が多専門職種の医療・介護従事者から構成される医療・ケアチームと十分な話し合いを行い，本人による意思決定を基本としたうえで，人生の最終段階における医療・ケアを進めることが最も重要な原則である。

　　また，本人の意思は変化しうるものであることを踏まえ，本人が自らの意思をその都度示し，伝えられるような支援が医療・ケアチームにより行われ，本人との話し合いが繰り返し行われることが重要である。

　　さらに，本人が自らの意思を伝えられない状態になる可能性があることから，家族等の信頼できる者も含めて，本人との話し合いが繰り返し行われることが重要である。この話し合いに先立ち，本人は特定の家族等を自らの意思を推定する者として前もって定めておくことも重要である。

② 人生の最終段階における医療・ケアについて，医療・ケア行為の開始・不開始，医療・ケア内容の変更，医療・ケア行為の中止等は，医療・ケアチームによって，医学的妥当性と適切性を基に慎重に判断すべきである。

③ 医療・ケアチームにより，可能な限り疼痛やその他の不快な症状を十分に緩和し，本人・家族等の精神的・社会的な援助も含めた総合的な医療・ケアを行うことが必要である。

④ 生命を短縮させる意図をもつ積極的安楽死は，本ガイドラインでは対象としない。

 2　人生の最終段階における医療・ケアの方針の決定手続
　　人生の最終段階における医療・ケアの方針決定は次によるものとする。
（1）本人の意思の確認ができる場合
① 　方針の決定は，本人の状態に応じた専門的な医学的検討を経て，医師等の医療従事者から適切な情報の提供と説明がなされることが必要である。
　　 そのうえで，本人と医療・ケアチームとの合意形成に向けた十分な話し合いを踏まえた本人による意思決定を基本とし，多専門職種から構成される医療・ケアチームとして方針の決定を行う。
② 　時間の経過，心身の状態の変化，医学的評価の変更等に応じて本人の意思が変化しうるものであることから，医療・ケアチームにより，適切な情報の提供と説明がなされ，本人が自らの意思をその都度示し，伝えることができるような支援が行われることが必要である。この際，本人が自らの意思を伝えられない状態になる可能性があることから，家族等も含めて話し合いが繰り返し行われることも必要である。
③ 　このプロセスにおいて話し合った内容は，その都度，文書にまとめておくものとする。

（2）本人の意思の確認ができない場合
　　本人の意思確認ができない場合には，次のような手順により，医療・ケアチームの中で慎重な判断を行う必要がある。
① 　家族等が本人の意思を推定できる場合には，その推定意思を

尊重し，本人にとっての最善の方針をとることを基本とする。

② 家族等が本人の意思を推定できない場合には，本人にとって何が最善であるかについて，本人に代わる者として家族等と十分に話し合い，本人にとっての最善の方針をとることを基本とする。時間の経過，心身の状態の変化，医学的評価の変更等に応じて，このプロセスを繰り返し行う。

③ 家族等がいない場合及び家族等が判断を医療・ケアチームに委ねる場合には，本人にとっての最善の方針をとることを基本とする。

④ このプロセスにおいて話し合った内容は，その都度，文書にまとめておくものとする。

(3) 複数の専門家からなる話し合いの場の設置

上記（1）及び（2）の場合において，方針の決定に際し，

・医療・ケアチームの中で心身の状態等により医療・ケアの内容の決定が困難な場合

・本人と医療・ケアチームとの話し合いの中で，妥当で適切な医療・ケアの内容についての合意が得られない場合

・家族等の中で意見がまとまらない場合や，医療・ケアチームとの話し合いの中で，妥当で適切な医療・ケアの内容についての合意が得られない場合

等については，複数の専門家からなる話し合いの場を別途設置し，医療・ケアチーム以外の者を加えて，方針等についての検討及び助言を行うことが必要である。

なお，このガイドラインは平成30年版であり，平成19年版ガイドライン（「終末期医療の決定プロセスに関するガイドライン」）の

改訂版に当たる（平成27年「人生の最終段階における医療の決定プロセスに関するガイドライン」に名称変更）。この改訂に当たっては，厚生労働省は公式サイトで改訂のポイントを説明している。

【主な改訂のポイント】[5]

　高齢多死社会の進展に伴い，地域包括ケアの構築に対応する必要があることや，英米諸国を中心としてACP（アドバンス・ケア・プランニング）の概念を踏まえた研究・取組が普及してきていることなどを踏まえ，以下の点について改訂を行った。

1. 病院における延命治療への対応を想定した内容だけではなく，在宅医療・介護の現場で活用できるよう，次のような見直しを実施
   - 「人生の最終段階における医療・ケアの決定プロセスに関するガイドライン」に名称を変更
   - 医療・ケアチームの対象に介護従事者が含まれることを明確化
2. 心身の状態の変化等に応じて，本人の意思は変化しうるものであり，医療・ケアの方針や，どのような生き方を望むか等を，日頃から繰り返し話し合うこと＝ACPの取組）の重要性を強調
3. 本人が自らの意思を伝えられない状態になる前に，本人の意思を推定する者について，家族等の信頼できる者を前もって定めておくことの重要性を記載
4. 今後，単身世帯が増えることを踏まえ，「3」の信頼できる者の対象を，家族から家族等（親しい友人等）に拡大
5. 繰り返し話し合った内容をその都度文書にまとめておき，本

人，家族等と医療・ケアチームで共有することの重要性について記載

以上の改訂ポイントを踏まえた上でガイドラインを読み込み，私は以下の点に注目した。

❶とにかく，説明を受け，同意する主体は本人である。

冒頭に書かれた大原則——「医師等の医療従事者から適切な情報の提供と説明がなされ，それに基づいて医療・ケアを受ける本人が多専門職種の医療・介護従事者から構成される医療・ケアチームと十分な話し合いを行い，本人による意思決定を基本としたうえで，人生の最終段階における医療・ケアを進めることが最も重要な原則である」——では，説明を受け，同意する主体はあくまでも〈本人〉である。ここには〈家族等〉は出てこない。

❷〈家族等〉が話し合いに参加するのは，本人が意思を伝えられなくなった場合への備えとしてである。

「時間の経過，心身の状態の変化，医学的評価の変更等に応じて本人の意思が変化しうるものであることから，医療・ケアチームにより，適切な情報の提供と説明がなされ，本人が自らの意思をその都度示し，伝えることができるような支援が行われることが必要である。この際，本人が自らの意思を伝えられない状態になる可能性があることから，家族等も含めて話し合いが繰り返し行われることも必要である」との一文より，〈家族等〉が出てくるのは，「本人が自らの意思を伝えられない状態になる可能性」においてであることがわかる。

❸本人の意思表示ができない場合には，〈本人にとっての最善の方針〉を取ることが基本である。

意思表示ができない場合には，〈家族等が本人の意思を推定で

きる場合〉〈家族等が本人の意思を推定できない場合〉〈家族等がいない場合及び家族等が判断を医療・ケアチームに委ねる場合〉の３つの場合が記載されている。〈本人にとっての最善の方針〉が基本であり，〈時間の経過，心身の状態の変化，医学的評価の変更等に応じて，このプロセスを繰り返し行う〉ことが重要である。

以上の３点を理解し，私はガイドラインが繰り返し本人の意思に立ち戻るプロセスであることがわかり，とても安心した。逆にこの点をACPに関わる多くの人が理解しなければならないと強く思った。

2 | 精神科訪問看護とACP

以上のように，改めてACPについて考えた時，私が関わっている精神科訪問看護の現場でこれを行うならば，どのようになるかを考えてみた。

例えば，慢性腎不全になり，透析導入をせずに亡くなった統合失調症の男性の事例である。男性は中年期になってからの発症で，強い妄想があり，生活保護を受けながらひとり暮らしをしていた。

離婚歴があり，別れた妻も統合失調症。ふたりの間には子ども（30歳代）がひとりいて，その子は健常者で会社員として自立した生活を送っていた。子どもは両親と距離を置き，「命に関わるような場合だけ連絡可能」という存在だった。

男性は，精神科の外来通院は継続できたものの，腎機能データの悪化が見つかり，内科受診を勧めても，聞き入れない状態であった。やむを得ず精神科通院の中で血液検査を繰り返していたが，ある時外出中に倒れ，身体科の病院に救急搬送された。

この時すでに腎不全が進んでいたので，緊急透析が行われた。病状が安定後，入院中の病院で本人の意向を確認し，今後の方針を決

めるカンファレンスがあり，そこに私も訪問看護師として参加した。

　カンファレンスの進行を務めたソーシャルワーカーによれば，子どもには連絡を取ったが不参加で，「すべて本人の意向を尊重する，自分は援助できない」と明言したという。私からは，精神症状はありつつも安定した生活が送れていたこと，そのため月に1回の訪問看護以外は居宅支援が入っていなかったことなどを伝えた。

　その場には男性本人もいて，「とにかく早く退院したい」と何度も繰り返し話していた。想像以上に状態は落ちついていて，歩行も可能。ただし，体調を維持するために必要な血液透析は，「週に何回も通院するのは嫌だ」という理由で拒否。こうなると，入院中の病院はこれ以上入院治療の理由はなく，主治医も受け持ち看護師も，すぐにでも退院をさせたい意向だった。

　私は，その場で何度も男性に，「本当に，透析をしなくてよいのですか？ 透析をしないと，確実に命は短くなりますよ」と繰り返し確認せずにいられなかった。その場にいた人たちからはとても誠実な印象を受けたものの，状況がうまく伝わっていない懸念を捨てられなかったのだ。

　しかし何度聞いても男性は，「いやあ…通院はちょっと…」と言うばかり。「命が短くなる」という点を，どこまで理解しているのか，どうしても確信がもてなかった。

　結局，このカンファレンスで退院が決定。男性には身体中心の訪問診療と訪問看護，さらにヘルパーも導入された。私たちは，身体中心の訪問看護ステーションに引き継ぎ，関係は終了。半年以上経った頃，男性が家で静かに亡くなったと報告を受けた。

　60歳代後半の若さだったので，透析をしないという決定が本当に妥当だったのか，今も迷いがある。しかし，改めてACPのプロセスに照らして考えると，退院前のカンファレンスで，彼はきちんと自分の意思表示ができた。そして，ケアマネジャーからの報告に

よれば，自宅での生活を最後まで望み，家で亡くなったという。ACPのガイドラインに沿った意思決定の支援が，行われていたといえるだろう。

とはいえ，私が働いている，精神科に特化した訪問看護では，ACPのプロセス全体に関わる機会は少ない現状がある。先ほどの例のように，身体的な問題が大きくなった時には，身体を中心にみる訪問看護ステーションに交代する。そうした場合が多いからだ。

今後もこうした限界はあるが，今回のように，必要に迫られた場合にはきちんと利用者の意思を聞き，必要な引き継ぎを行う工夫は続けて行きたいと思う。

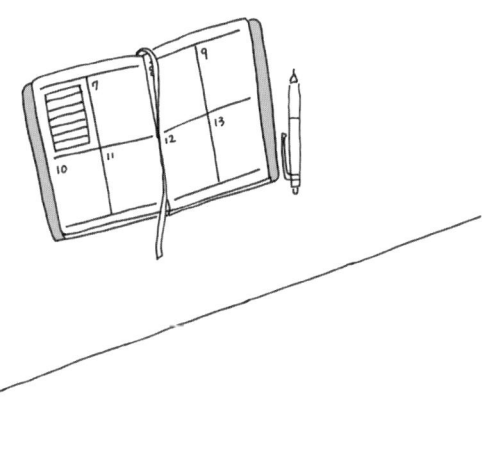

1.3

私が両親のACPに関わるならば

　次に，私自身が家族としてACPに関わる場合を考えてみたい。私は，1927年生まれの父と1931年生まれの母の間に，ひとりっ子として生まれた。すでに他界したふたりについて，ACPを行うとしたら…という視点から，振り返ってみたい。

　なお，この項目は，私がリアルタイムで書き残した記録も掲載しつつ，話を進めていく。

1 | 父の場合

　父・宮子勝治が亡くなったのは2000年4月15日。享年72。私は当時36歳であった。父はいわゆる大酒家で，60歳代半ばから糖尿病，アルコール性肝障害を患い，やがて肝臓がんと確定して治療を受けるようになった。

すべてが凝縮して書かれた「喪主代行の挨拶」

　両親の関係やその人生，死については，折に触れていろいろな所で書いてきた。しかし，私がどの文章よりも私たち家族と父のあり方が描かれていると感じるのは，2000年4月19日に行われた父の告別式で，私が喪主の母に代わって挨拶をした際に読み上げた文章である。ここには父を見送った時の気持ち，病気の経過，そして母と父の距離感についても，すべて書き込まれている。まずは，お読みいただきたい。

本日は，父・宮子勝治の葬儀にお集まりいただき，本当にありがとうございました。

　父は，4月15日（土曜日）午後2時40分，私の勤務先である東京厚生年金病院の集中治療室にて，永眠いたしました。この間の経過を簡単にご報告いたします。

　父は1993年に糖尿病を指摘されて以来，東京厚生年金病院の内科でお世話になるようになりました。この時より，肝臓がんを疑わせる所見があったため，定期的に検査を繰り返し，1997年に肝臓がんと確定されました。以後は，エタノール注入などの治療のため入退院を繰り返しましたが，その効あって，亡くなるまで他の部位への転移もなく，大きく進行せず経過しました。

　今回は，自宅で転倒し，腰椎の圧迫骨折をしての入院でした。いつになく入院を嫌がる父を，説得して入院させたのが，3月26日です。4月2日の朝，肺炎のために呼吸状態が急激に悪化し，集中治療室に移りました。その後肺炎は快方に向かいましたが，4月15日午後に急激な心拍数と血圧の低下を認め，医師・看護婦の皆さまの懸命の処置にも反応せず，私と夫の到着を待つように永眠いたしました。

　終わってみれば，すべてこの結果になるのは理にかなっていると思います。長年の飲酒で肝硬変も進んでいましたし，糖尿病による動脈硬化も進んでいました。一度悪いほうに傾き出せば，リカバーは難しいことを，彼の全身状態のすべてが示していたのです。検査や治療後の一晩の安静にも耐えられなかった彼が，約2週間人工呼吸器のお世話になったことを思うと，彼は十分がんばったと思います。彼の心拍が止まった時，これ以上がんばってほしいと願うことは，娘としてはできませんでした。夫とふたり，

お疲れさまと看取らせていただきました。

　父が受けた治療そして看護のすべてにおいて，いささかも不足と感じたことはありません。わがままな患者であった父を，皆さん本当によくみてくださいました。どれだけ感謝しても足りないほどです。本当にありがとうございました。

　父の自慢は，市川崑さんが監督を務めたニュース映画「東京オリンピック」のチーフ助監督を務めたことでした。父がこの仕事に関わったのは38歳の時，私はまだ1歳でした。この仕事を彼は終生誇りにしていましたが，彼はそれを利子食いする狡猾さはなく，後を余生として，おのれの美学のみに忠実に，生きていったように思います。四十前から余生を送った父と，ペン1本でたくましく生きる母とは，絶対的な温度差がありました。それ故の葛藤はもちろんございましたが，その温度差を人の関わりの複雑さ・難しさとともに，生きる切なさと感じさせてくれたのは，ふたりの温かい人柄であったのではないかと思います。母は父でなければならなかったし，父は母でなければならなかった。いい夫婦であったと，娘の私が断言いたします。

　私たち家族にとって，父は気配の人，余韻の人でした。いつも気配を感じさせながら立ち入ることはせず，しゃれたせりふを残して立ち去る。その余韻が，私は好きでした。

　その気配は永遠に失われましたが，その淋しさは，日を追って深まっていくことでしょう。

　今何より心配なのは，母のことです。この数年来の父の治療については，父の気持ちを聞きながら，ほとんどすべて私が決めてきました。母にはすべて事後承諾でした。これは，母に心配をか

けたくなかったこともありますが，正直なことを言えば，心配する母に言葉を尽くしながら，父を支えていくだけの力が私になかったからでした。結果として，母には淋しい思いをさせてしまったと思います。

　淋しい時に淋しいと言えず，つらい時につらいと言えない気丈な母であります。これからの母を，どうか温かく励ましていただければと，切に願います。

　最後に，参列いただきました皆さま，そしてここにおられない，父に楽しい時間を与えてくださったすべての方に，心から感謝いたします。本当にありがとうございました。

　この文章は，父を見送った病院の霊安室で，父の遺体の付き添いをしながら書いた。父が亡くなった4月15日は六曜でいうと先勝。翌日が焼き場が休む友引で，葬儀の日程が先になってしまった。そのため亡くなった日から18日の通夜までの3泊4日，私は霊安室に泊まらせてもらったのだった。

　もちろん，帰宅してもよかったのだが，父の遺体を家に戻せないのも気の毒な気がした。戻せなかった理由は，片付ける間が全くなく，無理をしなくてよい，という気持ちだったからだ。その代わり，霊安室隣の控え室で過ごさせてもらった。

　ちなみにその12年後に母が亡くなった時は，同様の理由で家には連れて帰らず，葬儀屋の霊安室にお願いした。ここは控え室はなく泊まれなかったので，母の遺体はひとりきりで夜を越した。かわいがっていた猫とは骨になって会うことになったが，それもやむを得なかったと今でも思う。亡くなるまでの関わりにエネルギーをかけ，もはや余力はなかったからだ。

もし父がACPをやるとすれば…

　もし父が亡くなるまでの間にACPを行っていたら，どのように
なっただろうか。これを考えるために，父が肝臓がんとわかってか
らの意思決定について整理してみたい。

　まず最初の意思決定は，1997年，父が肝臓がんと判明した時で
ある。当時父は70歳。肝臓がんはまだ早期とのことで，手術も可
能という話だった。父も一緒に説明を聞いたが，答えは「あっちゃ
んに全部任せる。よろしく」。この時以降，父は自分の病気に関心
はもたず，私にすべての決断を委ねてしまったのだった。

　母にも父の病状と私が任されたことを伝えたところ，母も私に任
せると言った。父と母は前に書いたように，かなり複雑な関係で，
家庭内別居が長く続いていた。反省としては，もう少し母と一緒に
関われればよかったと思う。しかし，当時の私にはその余裕はなく，
私がひとりで決め，母にはすべて事後報告だった。

　そして，この最初の治療方針決定で，私は手術は選ばず，エタ
ノール注入を選んだ。がんはまだ小さく，エタノール注入で完治が
期待できた。そして，それで完治が難しければ手術をする。そのよう
に決め，エタノール注入が始まった。ところが半年ほどでがんは
多発転移を起こしてきた。もはや手術は不可能となり，完治は望め
ない状況になったのである。

　父の病気について，私の選んだ方針に大きな失敗はなかったと思
う。ただその中で，唯一「しまった」と思ったのは，この多発転移
がわかった瞬間だった。「わかった時点で手術を選んでいれば…」
との考えが浮かび，胸苦しくなった。しかし，医師とも話すうち，
「半年前，わかった時点ですでに微小な転移があった可能性もある。
手術して再発するよりは，肝機能は維持できる。体力も消耗せず，
よかったのではないか」。そんなふうに納得できた。

　主治医との間では，「がんの治療ができる間は治療を行い，効果

がなくなった後は緩和的な医療を行う」という基本的な合意ができていた。決して入院好きな父ではなかったので，いよいよ治療ができない状態になったら，家で好きな酒を飲んで過ごしてもらおう。そんな心づもりをしていた。

　ところが，ある日突然状況が急変する。がんそのものはまだ治療ができ，元気だった父が，自宅で転び，腰椎圧迫骨折で整形外科病棟に入院。そこで誤嚥性肺炎を起こしてしまったのである。病状は一気に悪くなり，内科病棟を経て集中治療室へ。人工呼吸器を装着した。

　これが2つ目の大きな意思決定になるのだが，呼吸管理をお願いするのに全く迷いはなかった。がんではあるが，まだ元気で，年単位の予後も期待できた。そこで骨折し，一時寝たきりになり，それで誤嚥性肺炎を起こしたからといって，DNAR（do not attempt resuscitation；蘇生処置拒否⇨p.76）にできる人がどれだけいるだろうか。もし，整形外科に入院する時点で，蘇生処置についての希望を聞かれていたとして，「がんの進行によるものであればDNAR。それ以外の急変ならCPR（心肺蘇生）を希望する」と話したと思う。

　そして，3つ目の意思決定は，呼吸管理が始まってから約2週間の内に多臓器不全を起こし，救命が難しくなった時である。主治医から「今は経鼻挿管のままなので，気管切開をするかどうか。また，エタノール注入をするかどうか，決めてほしい」と言われ，さすがに追い詰められた気持ちになった。

　すでに呼吸器の離脱は難しい。かといって，がんは確実に大きくなっているはずで，それを治療しないのなら，呼吸器で生かしながらがんで死ぬのを待つことになってしまう。ちょうどその日は金曜日。主治医からは，「他のご家族とも相談して，来週返事をください」と言われ，この日は水入りとなった。

　この決断は本当に難しく，私はものを言わぬ父の枕元でしばらく

考え込んでいた。父はMRSA感染を起こしていたため，すでに慢性肺気腫とわかっていた母には，面会をさせていなかった。夫と相談して，決めてから母に話そう。帰り際，私は父に言った。「勝治さん，ずっといろいろ決めてきたけど，今度は難しい。勝治さん，自分で決めてくれないかな」。

父の心機能が突然低下したのは，その翌日だった。集中治療室で徹底的な蘇生が行われたが，私が決める間もなく父は亡くなったのである。

以上の経過を振り返り，ACPをやると考えてみた時，果たして父はそれに乗ってくれるだろうか。そこは心許ない。父が唯一行った意思決定は，私に任せる。その1点だった。父は私の指示には従い，入院して治療を受けた。父は，治療や入院など具体的な制約は引き受けても，病気についてあれこれ考えるのは勘弁してほしかったのだと思う。頭の中は自由に。そんな父親を私は理解できたし，たぶん母親もわかっていただろう。このような意思決定もあっていいと思う。

また，予期しない急変だったことを思えば，方針決定をどこまでしておけたか。ここもよくわからない。結局私は，可能な限り救命をお願いし，残念ながらそれが叶わない形で父を見送った。救命処置は経過から見てやむを得なかったと納得している。父がすべてを私に委ねた以上，もし本意でなくても，許してね。そんな気持ちである。

振り返って，このような気持ちになれるのは，意思決定の道筋を自分がたどれるからだと思う。ACPは，そうした道筋をたどる手がかりになるように行われるのがよいのではないだろうか。

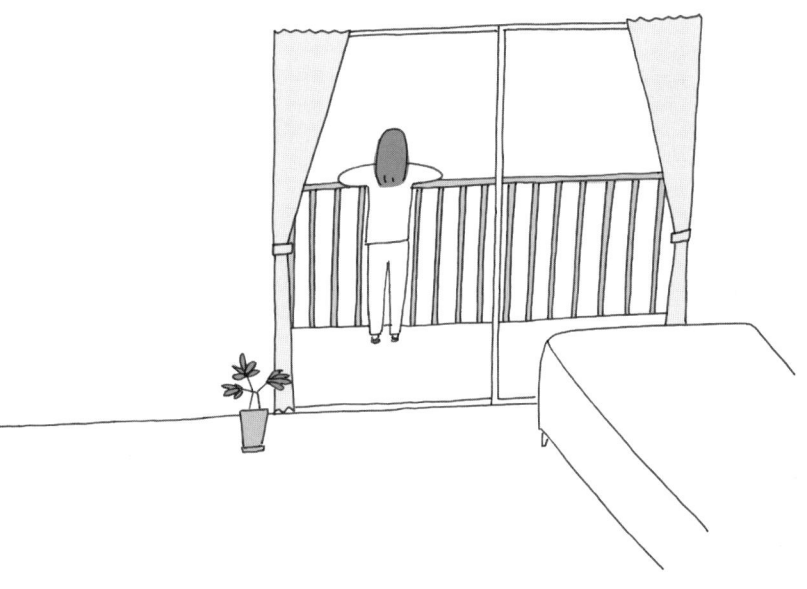

2 | 母の場合

　母・吉武輝子が亡くなったのは2012年4月17日。享年80。私は48歳だった。母の最終的な死因は誤嚥性肺炎だったが，そこに至るまで膠原病，大腸がん，慢性骨髄性白血病などの大病を抱えて生き，燃え尽きたように見える最後だった。

母の長い病歴

　母の病歴は，とにかく長い。母の入院時に必ず持参したのが，既往歴と現病歴をまとめた文書である。何度も修正して更新し，最後に残っていたファイルには，以下の経過が記されていた。死亡した

最後の入院まで書き足しているのは，訃報などに関連して，問い合わせがあった時に備えたものだ。

過去の病歴

30歳代後半：全身のリンパ節腫脹にて，生検施行。特に異常ないとのことで経過観察し，自然治癒。

48歳頃：突然生じた下肢痛のため歩行困難となり，東京警察病院に入院。下肢静脈血栓を疑い，アンギオグラフィ（血管造影検査）まで行うが，結局原因わからず，これもまた自然経過で軽快。これ以後特に東京警察病院ではフォロー受けず，再発なし。

59歳頃：右自然気胸のため，東京警察病院にて右肺の部分切除術を行う。この前後から，口渇と角膜乾燥があり，東京厚生年金病院の眼科を受診し，シェーグレン症候群を指摘されている。

65歳時：1996年2月18日〜28日　慢性肺気腫に気管支炎を合併し，東京厚生年金病院呼吸器内科病棟入院（以後の入院はすべて東京厚生年金病院）。この際狭心症も疑われたが，確定はしていない。その後も2回短期入院をしているが，内科外来でフォローを受け，各種気管支拡張剤の効果は良好。SaO$_2$は96〜97%で経過。長年のかかりつけ医にフォローされていた。

74歳時：2005年11月15日〜12月6日　大腸がんのため入院。S状結腸を中心に切除。近位リンパ節のみに転移あり。特に後療法はせず，再発なく経過した。

75歳時：2007年3月12日〜4月5日　膠原病のため入院。高熱，下肢の紫斑，下肢筋力低下あり。血液検査でANCA（アンカ）関連血管炎と確定。ステロイド療法開始となる。同年8月2日〜22日　カリニ肺炎（ニューモシスチス肺炎）で入院。在宅酸素療法導入となる。

78歳時：2010年1月23日〜2月15日，2月19日〜3月25日
慢性骨髄性白血病で入院。高熱，呼吸不全の進行あり。集中治療
室入室。酸素投与で改善。

　以後，発熱のため数回入院。その都度病状改善し退院するが，
徐々に全身状態は悪化した。最後の入院は2011年12月21日〜
2012年4月17日（享年80）。

　結局，30歳代後半に見られた謎のリンパ節腫脹，48歳時の下肢痛，
ことによるとシェーグレン症候群などの症状は，ANCA関連血管炎
という膠原病によるものだった可能性がある。最終的に母が亡く
なったのは，慢性肺気腫による呼吸不全，膠原病による全身の衰弱
に加え，誤嚥性肺炎を起こしたためであった。

　ちなみに，ANCA関連血管炎とは，白血球のうち好中球に対する
自己抗体ができて攻撃され，血管が炎症を起こす病態である。主に
小型〜中型の血管が炎症を起こし，皮膚，眼，耳，鼻，肺，腎臓な
どさまざまな臓器に影響が出る。

　膠原病はほとんどが原因不明だが，母の場合は引き金になった出
来事があった。20歳代の時に受けた豊胸術がそれで，専門医から
はヒトアジュバント病（異物を用いた美容外科術後に起こる自己免
疫疾患様病態）だと説明があった。これは母自身も公表しているこ
となので，安易な異物挿入に警鐘を鳴らす意味でも，情報を提供し
ておきたい。

　母の看取りを振り返る際に適した文章がある。母が途中まで書い
て絶筆となった，『わたくし，八十歳になりました』[6] という本の序
文である。出版するには枚数が足りなかったこのエッセイ集は，長
年お付き合いのあった出版社のご厚意でブックレットとして完成を
みた。この序文は，母の死後あまり間がない時期に書いたもので，
最後の状況がかなり正確に書かれていた。

序にかえて　母・吉武輝子の気前の良い人生

　「わたくし，八十歳になりました」と書いた時，母はどのような気持ちだったのでしょうか。まさかそれからまもなく，このような日が来るとは思わなかったことでしょう。でもたぶん，多くの人に支えられてそこまでたどり着いたことは，わかっていたと思います。そして，多少の満足を込めて，このタイトルを綴っていたのではないでしょうか。

　2012年4月17日13時14分，母は長年お世話になった東京厚生年金病院で80年の生涯を終えました。入院したのは前年の12月21日。その年の後半から再燃していた膠原病の治療が目的でした。

　この治療自体は順調に経過していたのですが，1月26日に肩関節を脱臼した際，静脈が傷ついて1リットル近い内出血を来してから，衰弱が進みました。予期せぬ事態ではありましたが，こうした現象が起こること自体が，体の限界を遙かに超える闘病の結果でしょう。

　膠原病，慢性肺気腫，大腸がん，慢性骨髄性白血病。これらの大病を乗り越えてきた母ですが，肺気腫が進行し在宅酸素になってからの数年は，綱渡りの状況でした。

　ラグビーにたとえれば，まさにロスタイム。誰かが球をこぼしたら終わり，という状況で，多くの方に助けられながら，なんとかマイボールを守ってきたのです。

　本当に長い長いロスタイムでした。最後は，亡くなる日の朝まで食事をとり，穏やかに苦労のない国へ参りました。最後の言葉は「もう，いい」でした。

　送った身としては，大往生だったと思います。本当に限界まで生ききったと思います。

母を見送った今，私の気持ちは，母と大仕事をやり遂げた，不思議な満足感があります。母の人生は，一言で言えば，気前の良い一生でした。常に誰かのために一肌脱ぎ，誰かが一肌脱いでくれる。そんな一生でした。ひどく裏切られたこともあるようですが，基本的に懲りず，また一肌脱いで生きていました。

　まぁ，娘としちゃたまらんこともなかったわけではありません。我が子より人の子が気になっちゃう，みたいな気前よさもありましたから。

　でも私も，母のためには一肌脱ぎました。結局のところ，母の作り出す世界は，おもしろかったんですよね。あれだけおもしろかったのだから，母はもっともっと生きたかったことでしょう。

　それを思うとかわいそうなのですが，たぶん母は100年と言わず，200年でも300年でも生きたかったんじゃないかな。だから，1年や2年延びても仕方がない。輝子さん，そう思って納得してくださいね！

　最後に，常に過剰で楽しい母の人生におつきあいくださいました皆さまに，心より御礼申し上げます。また今回，母の長年の友人である海竜社社長・下村のぶ子さまのご厚意で，母が最後に書き残した文章を，このような形でまとめていただきました。厚く御礼申し上げます。

　皆さまお元気で。

　フェミニストの作家で活動家としても生き抜いた母は，私にとって思想的な師でもある。私と両親との関係を一言で言うなら，父は同類であり，母は同志だった。一方で，母は自分が娘にとって権力者であることを深く理解していて，「親子は友だちになれない」と

何度か言われた記憶がある。それは恐らく自分に言い聞かせていたのだろうと，今ならわかる。

　実際私は二十歳頃から，母の圏外に出たいと強く願うようになった。母とは全く無関係な看護師という仕事を選んだのは，それが動機の一部だったと思う。「親は権力者。50年も君臨すれば十分よ。早く子どもを持たないほうがいい。つきあいが長すぎるから」。そう言っていた母の死は，私が49歳になる年だった。

もし母がACPをやるとすれば…

　父と比べて母の場合は，入院を極端に嫌がり，私とはよく喧嘩になった。母は父の死後，ずっと仕事の手伝いをしてくれていた22歳年下の男性と再婚し，日常的な世話は彼が担っていた。彼はとても優しい人で，病気がちだった母の晩年は，彼のおかげで幸せだったと感謝している。

　最後の入院は長くなったが，退院準備は2回ほどした。しかし，その都度肩関節脱臼で急変したり，肺炎を起こしたりして，結局帰れなかった。介護保険も2度審査を受け，それぞれ要介護4，要介護5と高い認定になっていた。

　母の場合は，治療方針に悩むことはなかった。基本的にとにかく生きたい，死にたくない人だったので，病院には可能な限り救命してもらえるようお願いしていた。だから，父の時のように，大きな意思決定をした記憶はない。その時できることをなるべくしてもらう。そのように，シンプルだった。

　ただし，いよいよ状態が悪くなると，「可能な限り救命」とは言っても，やれる手立ては限られてきていた。一番の問題は栄養で，ANCA関連血管炎の症状として食欲不振があり，全く食べられない時期があった。ステロイドの増量で食欲は戻ったが，元からの慢性呼吸不全が進み，全介助で食事をさせても，消化が始まると息切れ

するようになった。吸収もうまくいかないようで，かなり食べても
やせ，衰弱が進む一方だった。

　この時点で，医師と胃ろうや中心静脈栄養について話し合い，即
座に行わないと決めた。なぜなら，吸収がなされていない以上，胃
ろうをしても無駄であり，一方の中心静脈栄養は感染のリスクが高
すぎた。そしてなにより，口から食べることが母の意欲につながっ
ている。誤嚥の危険は大きかったが，私の責任で食事介助を続ける
ことに決めた。

　最終的に2012年4月17日朝，私が口に運んだおかゆが原因で窒息
したのが，亡くなった原因なのは間違いない。しかし，それは覚悟
していたことなので，私でよかったと思う。

　父の場合同様，母についても，結局治療についての意思決定は，
私が行ったようなものだった。母自身は，「入院したくない」と
言っても，生きたいなら入院するしかなかったのである。もし，
ACPのプロセスで母に希望を話させたら，かなり憎まれ口をたたき，
私は身の縮む思いをしたのではないか。病状を受け入れられない，
受け入れていると認めたくない人にとって，ACPはどうあればよ
いのか。母を思い出すと，そのような疑問が湧いてくる。

　その上で，最終的な結論は，父の場合と同じである。意思決定の
道筋を振り返れるからこそ，私は母についても基本的に悔いはない。
ACPがそうした道筋をたどる手がかりになるように行われてほし
いと思う。

文献

1) 厚生労働省：ACP（アドバンス・ケア・プランニング）の愛称を「人生会議」に決定しました．2018年11月30日報道発表資料．
https://www.mhlw.go.jp/stf/newpage_02615.html（2021年1月19日アクセス）
報道には執筆者の解釈が入るので，関心をもったら，なるべく原典に当たるとようにしている。役所の文書はネットで長く見られるものが多いので，とても助かる。

2) 鈴木貴博：「人生会議」PRポスター騒動で，厚労省が気づかない本当の失敗．DIAMOND onlime，2019年11月29日．
https://diamond.jp/articles/-/221879（2021年1月19日アクセス）
事件の概要がわかる記事なので，引用した。ただし，「アングリー（怒り）がスマイル（笑い）を殺す──。今回の騒動に後味の悪さを感じたのは，私だけでしょうか」という締めの言葉には同意しない。やはりたちの悪い笑いだと思うので。

3) ホレス・ウォルポール：ホレス・ウォルポールの名言．英語名言ドットコム．
https://eigomeigen.com/Horace_Walpole.php（2021年1月19日アクセス）
ホレス・ウォルポール（1717〜97）はイギリスの政治家，貴族，小説家。この言葉は，『オソリー伯爵夫人への手紙』に収められている。

4) 厚生労働省人生の最終段階における医療の普及・啓発の在り方に関する検討会：人生の最終段階における医療・ケアの決定プロセスに関するガイドライン 解説編．改訂 平成30年3月．2018．
https://www.mhlw.go.jp/file/06-Seisakujouhou-10800000-Iseikyoku/0000197722.pdf（2021年1月19日アクセス）
ACPの原典。これを見ないと始まらない。

5) 厚生労働省：「人生の最終段階における医療の決定プロセスに関するガイドライン」の改訂について．2018年3月14日．
https://www.mhlw.go.jp/stf/houdou/0000197665.html（2021年1月19日アクセス）
4) の改訂についての告知。今後もこうした告知は必ず目を通すとよい。

6) 吉武輝子：わたくし，八十歳になりました．海竜社，2012．
http://miyako.life.coocan.jp/image/YOSHITAKE_booklet.pdf（2021年2月22日アクセス）
母の遺作。分量が足りなかったので出版できなかったものを出版社のご厚意でブックレットにし，後日開いた偲ぶ会で配布した。本書で紹介したのを機に，筆者の個人サイト『ほんわか博士生活─看護と著述とサルトルと』からダウンロードできるようにした。

Part | 2

「死ぬ」ということについて，
私が知っている範囲のこと
──ACPを進めるための基礎知識

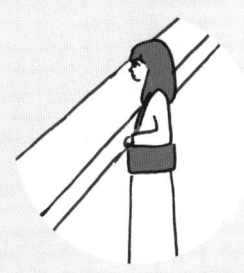

2.1

どのような経過をたどって
人は死ぬか

　ほとんどの人は，生涯に立ち会う死は親族やごく親しい友人に限られ，多くても両手で数えられるくらいではないだろうか。私も，仕事以外で立ち会ったのは，両親の他，父方の祖母，夫の祖母など，今のところ数人程度に限られている。

　ACPに臨んでは，その人の死をある程度イメージできると，対応を考える手がかりになる。理解しておくとよい大まかな傾向は，がんとそれ以外の死の違いである。

1 ｜ がんで亡くなる場合

　がんは治療ができる時期からできない時期へ進み，ギアチェンジが必要になる。

がんという身近な病気の現在

　私は2003年11月〜2008年9月の間，都内の病院で緩和ケア病棟の看護管理者として働いていた。ギリギリの人員でやりくりしていたこともあり，定床18のところ，10〜12床の稼働だったのだが，多い年には200人近い看取りがあった。

　この病棟に来る人は全員進行がんで，がんそのものの治療をしないと決めた人だった。緩和ケア病棟は，当時は入院期間の制限がなく（その後，平均在院日数などの縛りがかかるようになった）[1]，私が知る中で最も長い人は2年を超えてそこに暮らしていた。しか

し，こうした長い人を合わせても，平均在院日数はだいたい2週間程度で推移し，短い人は数日，最も短い人は1時間に満たなかった。
　では，がんという病気の現状について，簡単に見ておきたい。最新のがん統計[2]によれば，がんについては以下のような状況である。

- 2019年にがんで死亡した人は376,425人（男性220,339人，女性156,086人）。部位別では多い順に，男性が1位：肺，2位：胃，3位：大腸，4位：膵臓，5位：肝臓。女性が1位：大腸，2位：肺，3位：膵臓，4位：胃，5位：乳房。男女合計は1位：肺，2位：大腸，3位：胃，4位：膵臓，5位：肝臓。
- 2017年のがんの罹患率（粗罹患率）は男性906.4，女性643.4（人口10万人当たり）。部位別では多い順に，男性が1位：前立腺，2位：胃，3位：大腸，4位：肺，5位：肝臓。女性が1位：乳房，2位：大腸，3位：肺，4位：胃，5位：子宮。男女合計は1位：大腸，2位：胃，3位：肺，4位：乳房，5位：前立腺。
- 2009年から2011年にがんと診断された人の5年相対生存率は男女計で64.1%（男性62.0%，女性66.9%）。部位別では前立腺，甲状腺，皮膚，乳房（女性），喉頭，子宮体部が高く，膵臓，胆のう・胆管，肺，脳・中枢神経系，肝臓，食道，多発性骨髄腫，白血病は低い。

　この結果から，「なる人が多いがん」と「亡くなる人が多いがん」は異なっており，治りやすいがんとそうではないがんがあることが読み取れる。例えば，膵臓がんは男女別，合計の罹患率では5位以内に入っていないが，死亡では男性の4位，女性の3位，合計でも4位に入っている。5年相対生存率でも，低いほうに入っており，がんの種類によって，ごくごく大まかな見通しが立つともいえる。
　また，厚生労働省「2019年人口動態統計（確定数）」に基づくが

んの動向[3] を見ると，2019年にがんで亡くなった人は37万6,425人で，死亡総数の27.3％を占めている。1981年以降がんは死因の1位であり，がんは3人にひとりはそれで亡くなる。がんは，ポピュラーな病気になって久しいのである。さらに，がんにかかった人の6割以上が5年以上生きる。全体としてみれば，がんの療養は，短期決戦から，長期戦に移行しつつある。

年，月，週の単位，そして日，時間の単位

　がんの進行は，ある時期から急速に進み，一気に病状が悪くなる特徴がある。ある時期まではゆっくり進み，最後の1か月ほどで一気に病状が悪化するパターンが多い[4]。緩和ケア病棟に来る人は，治療が効かなくなった進行がんの人ばかりである。多くは何らかの苦痛があったが，中には認知障害のため意思表示ができない人もいた。

　緩和ケア病棟に来る時期は，一気に悪くなる前か後かによって，そこで過ごせる期間に違いが出ていた。私たち医療者が見通しを立てるのによく使っていたのが，悪化の早さを示す「年の単位」「月の単位」「週の単位」そして「日の単位」という言葉だった。

　「年の単位」というのは，まだその人が1年以上の生存が見込め，うまくするとまだその先も，年の単位でのゆっくりした進行であることが期待できるイメージである。例えば，乳がんは，再発してからも抗がん剤の治療が効く人が多い。手術後5年目で骨転移をして，さらに10年治療をしながら元気に生活していた人を知っている。最後の半年は臥床がちになったが，それまでの進行はまさに「年の単位」であった。

　「月の単位」とは，恐らく1か月先は現状維持できそうだが，その先はわからない，というイメージ。例えば，肺がんで治療を終えた人が緩和ケア病棟に来た時，抗がん剤の副作用から解放されて，

一時的に具合がよくなり，とても元気になったりする。これは，1か月程度は続くと期待でき，その先も，うまくすれば2か月，3か月と続く可能性もあるが，いずれがんが進行し，悪化する時期が来てしまう。

なお，最近ではあまり使わない言葉かも知れないが，「あと半年の命です」と言われるのは「年の単位」，「あともって3か月です」と言われるのは，「月の単位」に近いと感じている。

「月の単位」までが横ばいの時期なのに対し，「週の単位」となると，病状がぐっと悪くなり，患者とその周辺には，死を意識した切迫感が出てくる。ここまでくると，1週間後の命は保証できず，数日でぐっと悪くなる可能性がある。さらに進行すると，明日があるかわからない「日の単位」となり，時間を追って死に向かう「時間の単位」へと移っていく。

例えば，胃がんで細々と経口摂取していた人が，いよいよ消化管が閉塞し，嘔吐を繰り返すようになる。過剰な補液は心肺機能に負担をかけるため，絞るのが今の緩和ケアのやり方である。そうなると，身体は脱水となり，緩やかに衰えていく。「週の単位」で悪くなるのは明らかであり，苦痛が強く鎮静をするような状態になると，すぐに「日の単位」，そして「時間の単位」となる可能性もある。

このように，ある程度の期間安定した時期があり，後にだんだん悪化していき，そのペースが速くなる。がんで迎える死は，このような形が多く見受けられる。

2 | がん以外の慢性疾患で亡くなる場合

がん以外の慢性疾患は，先が読めない難しさ，先が見えないつらさがある。

がん以外の死因上位は…

　先ほどの「がんの動向」には，1位のがんに続く，主な死因も挙げられている。以下，2位：心疾患，3位：老衰，4位：脳血管疾患，5位：肺炎である。このうち，特に注目したいのは，3位の老衰である。老衰の定義は，他に死亡の原因がない，いわゆる「自然死」といっていいだろう。約12万人という死亡者の数は，全体の約9％を占めている[5]。

　老衰が増えた理由は，ずばり超高齢者が増加したことによる。総務省の統計[6]によると，2020年9月時点で，90歳以上の超高齢者は約244万人。10年間で100万人ほど増えている。年代別にみると，老衰による死亡は高齢になるにつれて割合が高まり，95歳以上では死因の1位になっている[7]。老衰の増加は，病気に対する治療を行わないで亡くなった人が増えていると読める。

　例えば，90歳代の人が痰が絡んできた場合，今までならむせないように食事を止め，点滴で水分や栄養を補った。そして，採血をして炎症所見があれば，胸のX線写真を撮り，肺炎が見つかれば，抗菌薬で元となる菌をたたく。これが効果なく，死に至れば，死因は肺炎である。

　これを，老化による衰えとして，特段の検査をせず対応した場合，食事はむせない程度に食べ，痰が増えないよう点滴を控えめにしていく。これにより，脱水が進行し，穏やかな最期を迎えることができる。これが，理想的な老衰死といえると思う。

　ただ，こうした「積極的な治療を行わない」という看取り方は，それこそ平成に入ってから進んできた印象がある。私が看護師になったばかりの頃は，どんな場合でも急変したらとにかくまずは救命処置をする，というのが当たり前であった。

　医療機関によっては，内々のラフな言葉として，ナチュラルコースとフルコースという言葉がある。病状が急に悪くなった際，積極

的な延命処置を行わないのがナチュラルコース。逆に積極的に行う場合がフルコースである。

　私が20歳代だった1990年前後，勤務していた内科病棟では，フルコースが主流だった。気管内挿管をしての人工呼吸器装着，心臓マッサージ，心臓への電気ショック。患者が急変すると，多くの医師や看護師が集まり，大騒ぎしながらフルコースの蘇生処置を行ったものだ。

　その後時代は移り，がんの終末期はナチュラルコースへ。続いて，高齢で明らかに回復を望めない人にも，延命処置は行わないように変化した。背景としては，やはり市民の意識の変化が大きい。「つらい思いをさせて延命することにどれだけの意味があるのか」と，多くの人が考えるようになった。

　その結果，フルコースを当たり前にしていた医療に批判が集まるようになった。管だらけにされる最終末期を意味する「スパゲティ症候群」という言葉も生まれた。そして，年が下るほど，ナチュラルコースの例が増えていった。

　ACPは，こうして死についての選択が可能になる中で，生まれた流れであることを押さえておきたい。

徐々に衰える慢性疾患の難しさ

　ある時期から急速に悪化するがんに比べると，それ以外の病気は下り坂がなだらかな印象がある。そして，感染など急性のアクシデントを機に少しずつ悪化しながら，坂を下っていく。慢性呼吸不全は，こうした典型的な病気のひとつである。

　最初に働いた呼吸器内科の病棟では，慢性肺気腫，慢性気管支炎などの閉塞性肺疾患による慢性呼吸不全の患者が多くいた。戦前生まれの人は結核の既往があり，肺の予備力がない人も多かったのだろう。また，喫煙率が高かった点も見逃せない。

しばしば見た経過をひとつ紹介する。ある男性は，60歳代以降息切れがひどくなり，好きなタバコも吸えなくなってきた。近所のクリニックを受診し，慢性肺気腫と診断され，70歳で在宅酸素療法が始まった。

　在宅酸素療法をするきっかけは，風邪をこじらせての肺炎である。しかし，入院前，男性は慢性的に低酸素が続いていたため，酸欠に慣れていたようだ。入院してきた時，酸素飽和度が低い割に普通に動いており，医師も看護師も驚かされた。

　1か月程度入院して治療を受け，幸い肺炎は完治した。しかし，一度ひどい炎症を起こした肺は，完全には機能が戻らなかった。一段と呼吸機能が落ち，さすがの男性も酸素なしに歩けないようになってしまった。

　ひとつ一時的な悪化が引き起こされると，そこから回復しても，その前の状態にまでは戻ってくれない。こうした状態が繰り返されながら，徐々に全体的な機能が低下していくのである。こうした経過では，どこまで積極的に治療するか，本人や家族が迷う場合もあった。

　患者や家族の身になれば，最初から治療を諦めるほど見込みがないとは思えない。しかし，確実に下り坂を下っている。次に同じことがあれば，もっと下がるだろう。やがては，人工呼吸器装着も必要になる。その時期はつらいが，しなければ死んでしまうし，苦しくなるばかりだ。もう嫌だ。…そう思っても，次に具合が悪くなれば，やはりできる治療をやめるのは怖い。

　がんの場合は，進行すれば亡くなることは自明である。だから，がんそのものの悪化で呼吸状態が悪くなれば，人工呼吸器装着はまずあり得ない。一方，慢性呼吸不全の場合，それが肺炎による一時的な悪化であれば，人工呼吸器装着は当然の選択である。

　このような一時的悪化の回数を重ね，徐々に下り坂を下っていく

ような時に，どの段階で死を意識するかは，人によって違う。中には，私の母がそうだったように，「生きたい」意欲が常に強く，最後まで死を意識しない人もいる。

　それどころか，何度も危機を乗り越えるうちに，「自分は死なない」との確信を深める人さえいる。こうした場合，ACPについて話す場を設けることにも，抵抗感をもつ人もいるのではないか。どの時期から話を始めれば，よい話し合いができるだろうか。

　ここではその時期については深く立ち入らない。ただ，がん以外の慢性病の，先が読めない難しさを強調したい。がんは，ある段階から死を意識し，そこから逆算して生を考えることができる。しかし，他の慢性病はなかなかそうはいかない。そして，長期戦になるほど，その違いは顕著になる。

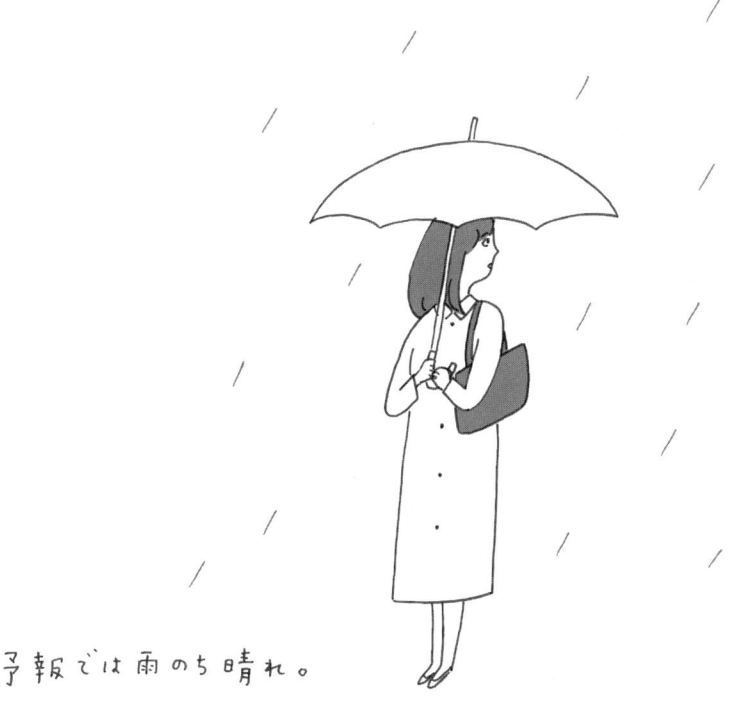

予報では雨のち晴れ。

死の直前には何が起こるか

　亡くなるまでのおよそ数週間を「臨死期」と呼ぶ。これは，前項で「週の単位」として書いた「病状がぐっと悪くなり，患者とその周辺には，死を意識した切迫感が出てくる。ここまでくると，1週間後の命は保証できず，数日でぐっと悪くなる可能性がある」時期に当たる。以下，亡くなる人の状態と見守り方に分けて述べていく。

1 亡くなる人の状態

「臨死期」の一般的な徴候

　多くの死を看取った医師，池永によれば，臨死期には以下のような徴候が出てくるという[8]。

- 死亡前1週間以内
  1）トイレに行けなくなる
  2）水分が飲めなくなる
  3）発語が減ってくる
  4）見かけ（general appearance）が急激に弱ってくる
  5）目の勢いがなくなってくる（注視能力の低下）
  6）原因の特定しにくい意識障害・傾眠傾向が出現してくる
- 死亡前48時間以内
  1）1日中，反応が少なくなってくる
  2）脈拍の緊張が弱くなり，確認が難しくなってくる

3）血圧が低下してくる

4）手足が冷たくなってくる

5）手足にチアノーゼが認められる

6）冷汗が出現する

7）顔の相が変わる（顔色が変わる）

8）唾液や分泌物が咽頭や喉頭に貯留し，呼気時にゴロゴロと不快な音が出現する（死前喘鳴）

9）身の置きどころがないかのように，手足や顔などをバタバタさせるようになる

これは，その時が近づきつつある目安のリストとして，とても有用だと思う。以下は，ここに書かれた徴候を意識しながら，私の経験を書いていきたい。

人はこうして死んでいく

「死亡前1週間以内」は「日の単位」，「死亡前48時間以内」は「時間の単位」である。ついにこの時期が来た，という感覚を私の言葉で表現すると，前者は「もう良くならない」，後者は「もう助からない」である。

すなわち，それまで多少は良くなったり，悪くなったりの波がありつつ悪化していた病状が，いよいよ悪くなる一方になるのが，「死亡前1週間以内」。そして，ついにいよいよ亡くなるその日がやってきたのが，「死亡前48時間以内」。そこには明らかな段階の違いがある。

まず，「死亡前1週間以内」では，患者はみるみるうちに動けなくなってくる。なんとかトイレまで歩いていた人は，たどり着く前に間に合わずに失禁し，やがて完全に歩けなくなってしまう。起き

上がるのもつらくなり，それまでとれていた食事や飲み物も，手を
つけなくなる。勧めても「食欲がない」「食べたくない」「今はい
い」と断り，その言葉もだんだん短く，やがては首を振るだけに
なっていく。

　このように活動性が下がると同時に，働きかけへの反応自体が，
どんどん落ちていく。言葉をかけても返事がなく，ほとんど会話は
できない。目にはいわゆる目力がなく，視線を合わせてお互いを見
ることがなくなってくる。

　夜となく昼となく，1日のうち眠っている時間が増え，初めは声
をかければ目を開いていたのが，だんだん大きな声でないと起きな
くなる。やがて「眠っている」というより，「意識がない」という
段階へと病状が進み，「死亡前48時間以内」の徴候が現れ始める。

　この段階になると，基本は意識のない状態で，ジャパン・コー
マ・スケール（JCS，3-3-9度方式）では「III　刺激しても覚醒し
ない」いわゆる「3桁」の段階である。痛みに反応して払いのける
動作があれば「100」，手足を動かしたり，顔をしかめるなら「200」，
全く反応がなければ「300」と表現する。

　さらに，意識状態の悪化と並行して，心肺機能も低下してくる。
血圧が下がり，腎臓に回る血液も減って尿が作られなくなり，尿が
出なくなってくる。脈拍は，心臓が弱るとたいていは早くなる。1
回の収縮で十分な血液を送り出せない分，回数を増やして補おうと
するからだ。これは呼吸も同様で，血液循環が悪くなり，全身に酸
素が行き渡らなくなると，呼吸回数を増やして，なんとか補おうと
する。

　そして，脈も呼吸も回数を稼ごうとがんばるが，これは残念なが
ら，先のない，無益ながんばりにすぎない。脈は弱く，呼吸は浅く，
いかに回数を増やしても，十分な役割は果たせない。やがて，心臓
と肺がさらに弱ると，一気に脈も呼吸も回数が減る。

　この頃には手足の指は冷たく，爪の色は紫色の「チアノーゼ」と

いわれる状態になっている。全身に冷たい汗をかき，顔色も悪い。顔つきも変わり，失礼な表現だが，「死相が出ている」とも表現できる。この最終段階では，早くから体動がない場合もあるが，ギリギリまで手足をばたつかせる場合もある。

亡くなる前の呼吸は，「チェーン・ストークス呼吸」という，独特のパターンがよく見られる。30秒から2分までの長い無呼吸が続いた後，呼吸が再開してだんだん深くなり，浅くなって再度無呼吸になる。これは，呼吸中枢の異常や脳の低酸素によって起こる症状である。また，痰や唾液を出せず，喉の所にたまり，息を吐く時にゴロゴロと貯留音がする。これにより，「死前喘鳴（death rattle）」とよばれる独特の音がするようになる。

亡くなる原因により経過の違いはあるが，印象として，死の直前になるほど，原因による違いは小さくなる。「死亡前1週間以内」では，可能な体動や対話に違いがあっても，「死亡前48時間以内」の状態は，多くの人に共通している。

2│見守り方

苦痛を感じていないことを伝える

その人が亡くなる場所が家でも，病院でも，施設でも，それを見守る家族や友人の心細さ，悲しさには最大限の配慮が必要なのはいうまでもない。そして，多くの人は「死が避けられないならば，せめて安らかに」と願いつつ，大事な人の死を見守るのではないだろうか。

死の直前には，ほとんどの場合，亡くなる人の意識はない。一方で，苦痛を感じているように見える不随意運動がしばしば起こり，付き添う人が不安になることもしばしばである。

そのために，看取りに立ち会う支援者には，臨死期をきちんとイ

メージした上で、「一見苦痛に見えても苦痛は感じていない」事実を説明してほしいと思う。もし相手にあらかじめそうした内容を話せるゆとりがあれば、実際にそれが起こる前に話しておくほうがよい。

　まず、亡くなる前の呼吸状態は、見た目はとても苦しそうである。息が上がって見え、そして痰が絡んでいるような音もする。呼吸に合わせて顔をしかめる時もある。これに対しては、全身を使って呼吸をしようとしているので、苦しそうに見えることを伝える。しかし、実際は意識はほとんどなく、反射的な動きなので、そのように話すとよい。

　また、亡くなるまで意識なく経過する場合もあるが、反射的に手足をばたつかせる場合もある。とても敏感になっている人は、当然「苦しいから動いているのではないか」「身の置き所がないのではないか」と心配をする。これに対しても、すでに意識はなく、苦痛は感じていない可能性が高いと話し、安心してもらえることが多かった。

　ただし、苦痛を感じていないことを伝える際、「どうせ意識がないから、苦しくなんてありませんよ」と聞こえてしまうような言い方にならないよう、特に注意が必要である。医療者以外は、人の死を見る機会はそうそうない。死にゆく人を間近に見るのは、本当に特殊な経験なのだ。ここを肝に銘じたい。

　私は「すでに意識はなく、苦痛は感じていない」と伝える一方で、「気持ちは伝わるので、手を握ってあげてください」「耳は最後まで聞こえるといいますから、声をかけてあげてください」とも呼びかけるようにしていた。これは決して嘘や気休めではない。「意識がない」からといって、何も聞こえないとは言いきれない。ましてや、何も伝わらないとは、もっと言いきれない。ここは強調しておきたい。

最後のけいれんとうめき声への対処

いよいよ亡くなる時，けいれんが起きる人は少なくない。最後の
けいれんと共にうめくような声が出ると，本当につらそうに見えて
しまう。このうめき声は，飲み込んだ空気が喉や鼻を通る音で，い
わば機械的に出る音なので，そのように説明し，安心してもらうよ
うにする。

先ほど，「死の直前になるほど，原因による違いは小さくなる」
と書いたが，ここまで来ると，動物の種も越えて，同じなのではな
いかと思う。それというのも，私はずっと猫と暮らし，何匹もの猫
を見送ってきた。

人間の話をしている時に，動物の話を入れることには，抵抗のあ
る方もいると思う。その場合は申し訳ないのだが，初めて見る死が
犬や猫の死，という人は少なくない。具体的にイメージしてもらう
ためにも，動物の話を入れさせていただきたい。

猫も，死ぬ時は最後けいれんして，大きな声を出す。最初に飼い
猫を見送ったのは，看護師になってからだった。すでに何人もの患
者を見送った後だったので，「人間と同じように死ぬのだな」と驚
いた記憶がある。

去年の夏，長く一緒に暮らした猫を見送る時は，死を見るのに慣
れていない夫には，あらかじめ話しておいた。「この後，たぶんけ
いれんしてうめき声を出すけど，飲み込んでいた空気のせいで音が
出るだけだから。安心して」と。これは聞いておいてよかったと，
後から言われた。

ただし，猫の場合は体も小さく，本当に腕の中で見送ることがで
きる。けいれんして，息絶えるその瞬間は抱きしめてあげるように
している。反射的なものだとわかっていても，やはりつらそうなの
で。人間の場合は，そのようにはできないので，みんなで手を握る
など，見ている人の気が済むようにさせてあげればよいと思う。

また，時にはけいれんやうめき声と共に，嘔吐や失禁が起きることもある。できるだけ汚れて慌てないよう，備えておくのに越したことはない。失禁に対しては，私ならオムツを当てておく。嘔吐に対しても，フラットなオムツを頭側に敷くなど，汚れてもすぐに替えられるようにしておいた。

亡くなった直後にかける言葉

死亡の確認は，現在は医師が行い，確認するのは心停止，呼吸停止，瞳孔散大の3つである。亡くなり次第行うのが基本だが，立ち会いたい近親者が到着していない場合，それを待つ場合もある。ACPにあたっては，こうした希望も確認しておく必要がある。

この項では，死の直前に何が起きるかを詳しく書いてきたので，亡くなった直後にかける言葉まで書いておきたい。医師が死亡を確認すると，その日時を正確に告げ，死亡が宣告される。この日時は，死亡診断書に記載される法的に意味のある日時であるため，居合わせた人と確認し合う。

確認が終わると，多くの医師は，「ご愁傷さまでした」など，遺族に弔意を示す。私もその場にいれば，一緒に頭を下げ，同じように気持ちを示してきた。型通りといえば型通りなのだが，型に沿ったほうが無難というのも確かである。

私自身が言葉を選べる時は，「本当に，お疲れさまでした」とねぎらいの言葉をかけることが多かった。この言葉を選ぶ理由は，死というのは本当に大仕事。そんな気持ちからである。亡くなる本人にとっても，それを見送る周囲の人にとっても。死というのは本当に大変な苦労を伴う大仕事という他ない。

特に「死亡前1週間以内」から「死亡前48時間以内」を経て亡くなるまでは，見守る人に，大きな緊張を強いる日々が続く。それを振り返ると，まさに「お疲れさまでした」という気持ちになるのである。

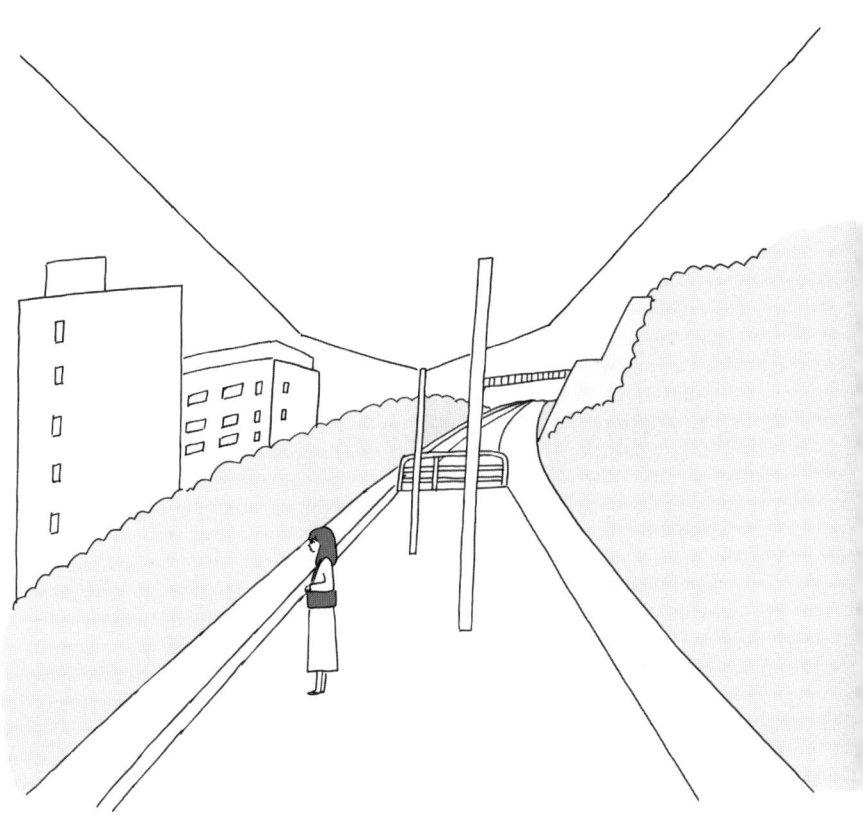

あれで良かったのかなって
いつも思う。

2.3

死が近い人は,
どのように死を受けとめているか

　死が近いと誰もが思い，さらに本人が事実を告げられている場合，周囲の人間は，当然その人は，いずれ来る死を前提に生きていると考えるだろう。私もそのように考えていたが，実際にそのような状態にある人と多く関わるにつれ，そう決めつけてはいけないと思うようになった。

1 ｜ 私が衝撃を受けた患者さんのこと

「100歳まで」を言い続けて亡くなった男性

　私が最初に勤務したのは，57床の内科病棟で，がん，心筋梗塞，慢性呼吸不全，脳卒中…，手術をしない患者なら誰でも受け入れていた。昭和の終わりには，500床程度の病院でも，まだまだこうした臓器別に分かれていない，大まかなくくりの病棟があったのである。

　この病棟は，入院患者の平均年齢が高く，慢性病を抱えた人や予後の厳しい人が多かった。例えばがんについていえば，治る人は外科系に行く。内科に残るのは手術できない人だったので，亡くなる人も多い病棟だった。多い年には，50人以上が亡くなったと記憶している。

　この中で今も強い印象が残っている患者のひとりに，100歳を目前に亡くなった男性がいる。99歳になるまではゆっくり歩行もしていたそうで，「日本最高齢も夢ではない」と本人も子どもたちも

思っていたという。

　それが，99歳になって風邪で寝付いてから，がくんと体力が落ちた。入院してきた時は，かろうじて話はできたものの，固形物は摂れず，水分を飲むとむせる。日々衰弱が進む状態だった。

　親族によれば，何しろ病気知らずで，虫垂炎で入院して以来，入院は初めてではないかという。親族の希望を聞き，最低限の補液程度で，積極的な治療は行わないことになった。本人には，「食べられないので，点滴をします」という程度の説明をしたが，すでにぼんやりしていて，頷くのみであった。

　その後，男性は日に日に寝ている時間が延び，病状はゆっくり悪くなっていった。ある時，頷きながら何かを言っているように見えたので，耳を近づけてみると，「ヒャクマデ，ヒャクマデ，モウスコシ」と繰り返し，繰り返しつぶやいていた。

　それからほどなく男性は亡くなったのだが，あの時の「ヒャクマデ，ヒャクマデ，モウスコシ」は，かなり長い間，耳に残って離れなかった。当時20歳代の終わりだった私にとって，100年近く生きた人が生に執着するというのは，考えもつかなかったのだと思う。

　訪問看護の仕事に移り，「当事者より先に支援者が諦めてはいけない」と言っている支援者がいた。私も救命について同じことを考えていたので，この言葉は医療だけではなく，介護や福祉にも当てはまる言葉だと理解した。具体的な場面では，これをすべて実践するのは難しいかも知れない。それでも，「この状況なら諦めて当たり前」というような，見くびった考えは禁物だと思う。

　こと命については，この考えはどれだけ強調されてもよい。何歳になっても生きることは諦められない。今は，そう考えておくよう，肝に銘じている。

「食べられないから，がんも進行しないのではないか」と考える力

　同じ内科病棟に入院していた膵臓がんの男性。黄疸に気づいて検査を受けた時には，すでにがんの治療ができる状態ではなかった。病状も理解した上で自宅で過ごしていたが，全く食べられず，嘔吐が続くようになったための入院だった。

　入院時，すでにげっそりとやせ，典型的な悪液質（脂肪組織と骨格筋の両方が消耗する病態。進行がんでよく見られる）の様相を呈していた。すぐに中心静脈栄養を行ったが，さらにやせは進み，日を追って衰弱は進む。症状を訴えながら，「病気が進んだんだから，仕方がないね」とつぶやき，押し黙ることがよくあった。

　それでも，モルヒネを増量し，苦痛が治まっている時間が長くなってくると，男性は，「がんの進行が止まっている気がする」と言うようになった。続けて，「もう食事も食べられないからね。僕も弱ってるけど，がんもそれほど大きくなれないんじゃないか。少し今のままでいけるんじゃないかと思う」と言い，安心したような表情で，うとうとと眠るのだった。

　その後，緩和ケア病棟でも，同様のことを話す人が何人かいた。「僕も食べていないけど，がんにも栄養はいきませんよね」「私もやせたけど，がんもやせていないかしらね」，などと。

　内科病棟の経験から，10年以上が経っていた。緩和ケア病棟では，中心静脈栄養は行わず，末梢からの点滴も最小限にして，苦痛の緩和のみ行う経過だった。もちろん，皆自分の病状は知っていて，方針を理解し，了承していた。

　この患者さんたちは自分の病状が悪く，死を免れないことは皆理解していたと思う。しかし，それとはまた違う回路で，その時までの猶予を求めていた。それが，自分の衰弱と引き換えにがんも勢いをそがれるという思考になったのではないだろうか。

　最終的には，徐々に弱り，皆，穏やかな最期を迎えた。死が訪れ

るその時を少しでも先に延ばしたいと考えたからといって，現状を
否認しているわけではない。期待はしないが，希望も捨てない。そ
んな心境になる人も，少なからずいるように思う。

　病状を理解し，仮に諦めたからといって，すぐに死を身近に感じ
られるわけではない。また，多くの人間は，「自分だけはなんとな
く大丈夫な気がする」という根拠のない安心をもっている。これは，
「正常化バイアス」とよばれ，安全管理の側面からは批判される。
しかし，死を意識しつつ，なお生きるためには，こうした根拠のな
い安心に基づく楽観性が欠かせないようにも思えるのだ。

信仰が厚いから運命を受け入れられるとは限らない

　信仰心は，どれだけ死にゆく人の心に安定をもたらすのだろうか。
以前働いていた病院の近くに修道院があり，内科病棟でも緩和ケア
病棟でも，何人かの修道女の方を受け入れた経験がある。

　最も印象的だったのは，とにかく皆さん，高齢だったことだ。あ
る時，面会に見えた方に「大変ですね」と声をかけると，このよう
な言葉が返ってきた。「若い人は修道院には入ってきませんから。
70になる私が一番若いんですよ。80歳代，90歳代で寝たきりの方
も何人かいて，修道院の中でお世話をしています」。

　あれから10年以上が経つ。いったい，あの修道院はどうなって
いるのだろう。縮小しながら，どうにか続いていくのだろうか。

　内科病棟にいた頃，修道院の中でもとても位が高い修道女の方が
入ってきた。80歳代と高齢だったが，管理者として力をもち，い
つも世話役の人がついていた。進行がんで抗がん剤治療を行ったが，
病状は思わしくなく，副作用ばかりが目立つようになった。

　特に抗がん剤を使った後は，白血球値が下がり，なかなか上がっ
てこない。感染の可能性も高く，抗がん剤を続けるのは限界に思わ
れた。主治医が事実を伝え，本人に意向を聞いたところ，「治療は

絶対に続けてほしい」と明確な回答があった。

　希望により治療は継続したが，病状は悪化の一途をたどる。なんとかトイレまで歩けていたのが，やがて立ち上がれず，ベッドで寝たままの状態になっていった。

　自ら動けなくなると，日々関わりは難しくなった。常に人の上に立っていたせいなのか，信じられないくらい人使いが荒かったのである。付き添っていた世話役の人も高齢で，どんどん付き添う時間が短くなる。その分看護師が希望に合わせてケアをしたが，日に日に手がかかるようになった。

　まず，かすれる声で細かい指示をするので，とても聞き取りづらい。聞き返すと舌打ちをして目をむいて怒り，かといって，指示を諦めるわけではない。ベッド上や周囲の物の配置，掛け物の位置，カーテンの微妙な閉め方など，希望に合わせて何かを動かしても，わずかな違いしかないように見えた。

　ある時，こんな「事件」があった。診察に行った主治医（40歳代の男性）が，細かく用事を頼まれたが，うまくできず，舌打ちしながら「頭を使え」と罵倒されてしまった。彼は思わず，「神に仕える身で，そのような態度でいいのですか」と尋ねたと言う。その問いへの答えは，「神は私のすべてを許してくださる」。「そんな身勝手な信仰がありますかね。あきれたけど，さすがに何も言えなかった」と，ナースステーションに戻って苦笑していた。

　こうした日々が2か月ほど続き，やがて女性は亡くなった。最後の最後まで，部下や看護師を呼びつけ，指示し，舌打ちをし続けた最期だった。あれから30年近くが経つ。未だにあの病室の光景が忘れられない。

　一方で，強く印象に残っている修道院関係の方は，この人ひとりである。後は，なんとなく覚えている場面はあるものの，強い印象はないのである。恐らく，大きな問題は起こさず，見送ったのだろ

うと思う。その意味では，この女性は，特異な例だったのだろう。

　ただ，少なくともこうは言える。信仰をもち，その世界でひとかどの人だったからといって，死を落ちついて受容できるわけではない。そこは決めつけないほうがよい。

人のせいにして，病状悪化を認めない

　最後の例は，病状悪化を頭では理解していても，認めたくない気持ちが強く，病状悪化の原因を外に求める場合である。最も典型的だったのは，緩和ケア病棟で関わった頸部腫瘍の男性だった。

　男性は，食道にできたがんが大動脈に向かって浸潤していて，いずれ大出血が起こると医師から説明され，言葉の上では十分理解していたと思う。気の毒なことに，がんは皮膚にも浸潤し，じわじわと出血していた。刺激によって大出血しないとも限らないため，出血している潰瘍部分には触れないようにし，血液で汚れた上層のガーゼのみを交換していった。

　この処置の際，男性はじっと看護師の手元や出血で汚れたガーゼを見ていて，看護師はとても緊張していた。男性にしてみれば，出血が多ければ，大動脈への浸潤が近いと考える。まさに，命の残りをはかるような，つらい時間だったと思う。

　ある時，ひとりの看護師がその処置に当たった際，いつもより出血が多かった。男性は看護師に対して怒りを爆発させ，「出血が多かったのはおまえのせいだ」と怒鳴りつけた。その出血の増加は一時的で，すぐに以前の量に戻った。しかしそれ以後，その看護師は彼の処置につくことは許されず，肺転移による呼吸不全で亡くなるまで彼の怒りは続いた。

　では，実際彼が爆発した場面で，看護師に落ち度はあったのだろうか。私は，なかったと断じて間違いないと思う。しかし，私は管理者として，その看護師を男性のケアから外した。それは，お互い

にとって何の益もないと考えたからである。

　あの時男性は，出血増加という大動脈への浸潤を疑わせる変化によって，強い不安にとらわれた。出血増加がやむを得ない現象であれば，もうそれはなすすべがない。しかし，看護師のやり方がまずかった，という人為的に引き起こされた出血増加なら，その看護師を遠ざけ，二度とへまをされなければ，死を遠ざけられる（ように思うことができる）。

　このように，病状が進行して起きる症状を個人のせいにして，手立てがあるように考える。こうした現実からの逃避は，終末期にはよく見られる光景である。本当に，例を挙げ出すときりがない。

　例えば，がんが消化管を塞ぎ，食べられなくなった男性が，「食事がまずいから食べられない」と怒り，管理栄養士を呼びつけたことがあった。あるいは，病状が悪くなると，主治医を変えてほしいと言い出す人もいる。厳しい言い方になるが，誰かのせいにし，視野を狭めることで，病状全体の悪化から目をそらし，偽りの解決策を手にするのである。

　このような精神状態になった人は，当たり散らして人を傷つけるが，それで憂さを晴らしてすっきりするわけではない。なぜなら，身体的な状況は改善せず，周囲との関係は悪くなる。それでも現実を受け入れられない人は，このような対処をとることがある。

　その事実はわかっておいたほうがよい。最後まで人を責め，孤立していく人もいるのである。

2 ｜ 死にゆく人の心理について

「キューブラー＝ロスモデル」：死にゆく過程の5段階

　死にゆく人の心理については，精神科医であったキューブラー＝ロスが1969年に出版した『死ぬ瞬間』[9]で展開した，死にゆく過程

の5段階「キューブラー＝ロスモデル」がよく知られている。以下に5段階を簡単に説明する。

1. 否認と隔離（孤立化）：助からない病状を認めず，周囲が付き合いづらくなり孤立する。
2. 怒り：自分が病気になったことに怒り，八つ当たりし，ますます孤立する。
3. 取引：神に何かの申し出をして取引をしようとする。例えば，痛みに耐えることで，命が延びるような気持ちになるなど。
4. 抑うつ：すでに失われたものによる「反応抑うつ」と，これから失われるものによる「準備抑うつ」の2つがある。
5. 受容：感情を吐き尽くし，衰弱も進み，怒りや抑うつも薄れ，現状を受け入れる。諦めにも近い。

このモデルについては，「受容」に向かう方向付けや，各段階の曖昧さなどが批判され，一時ほどスタンダードではなくなっている。また，キューブラー＝ロス自身が晩年に自身の死を意識する中で，この説を否定したとの事実もある。このモデルは死にゆく人を看取る側の理解であり，実際に亡くなっていく人の複雑さを反映していない可能性は確かにある。

とはいえ，ここで示される5段階は，行きつ戻りつはあるにせよ，私自身が関わった多くの死の中にも，見出すことができた。また，先ほど記した4つの事例についても，この5つが混在していたように思う。

特に死にゆく人との関わりをこれから始めるという時には，参考にしてよいモデルではないだろうか。

公正世界仮説：人を責める心理

　先ほどの事例で，病状の悪化を認められず誰かのせいにする患者さんを取り上げた。これは，「公正世界仮説」という世界観を反映していると考えられる[10]。

　「公正世界仮説」とは，信賞必罰の世界観で，「良いことは良い人に起こり，悪い人に悪いことが起こる」という考え方を指す。このような考えは，将来に向けてがんばろうと前向きになることや，社会に対する安心感が得られることなどの利点も大きい。

　一方で，公正世界仮説は，「ひどい目に遭ったのは，悪いことをしたせいだ」と，ひどい目に遭った人を責める理屈としても機能してしまう。つまり，この世界は悪いことさえしなければ幸せになれる公正な世界なのだ，と信じたいあまり，被害者を非難する根拠にもなってしまうのだ。

　病気などは，同じように暮らしてもなる人はなる，ならない人はならない，という「不公平さ」がある。しかし，そう考えると，どれだけ努力をしても報われない可能性があり，完全なる安心は手にできなくなる。だから，「病気をした人は不摂生をしたのだ」と考えたい人が多く，過剰なまでに生活態度が問われる傾向がある。

　また，処置に当たった看護師が責められたのは，被害者非難とは裏表の現象ともいえる。「あのひどい看護師さえいなければ，ひどいことは起こらない」と考え，「加害者」をつくることで，公正世界仮説を維持するのである。

　死を間近にした人との関わりは，亡くなる人も，支援者も，不安にとらわれやすい。そのため，安心を求めて被害者を責めたり，無理矢理加害者をつくろうとして，常に個人が責められやすい傾向がある。「公正世界仮説」はこうした心理の背景にあり，理解しておくとよい。

橋を渡ってすぐの道を，

右に曲がる。

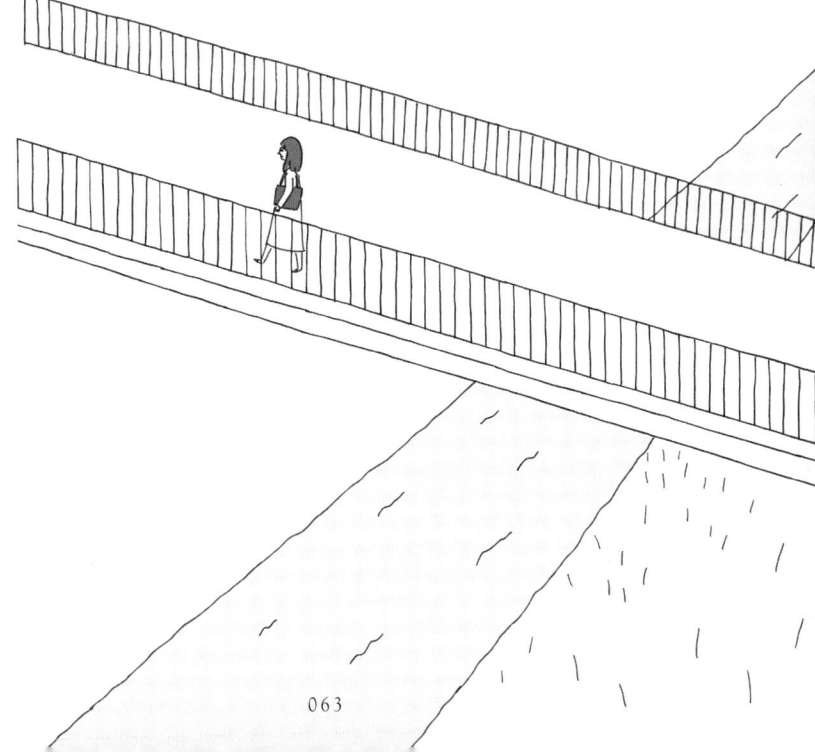

死ぬ場所には
どのような選択肢があるか

　医療を含め，日本の社会保障は，「ときどき入院，ほぼ在宅」を既定路線として進んでいる。私を含め，この路線そのものに諸手を挙げて賛成ではない人間も，医療者である限り，この方向性に組み込まれている。状態が下り坂になるほど，「1人ひとりの思いに寄り添って」と個別性を重視する建前と，制度の中で算段せざるを得ない限界が乖離することが少なくない。

1│調査から見える死ぬ場所の希望

「人生の最終段階における医療に関する意識調査結果」

　看護師になり，内科病棟で働き始めた頃の話である。医療問題に関心が高い人たちは，「これからは家で死ぬ人が増える」と言い，訪問看護や訪問診療に熱心な医療者が少しずつ見られるようになった。

　30年以上が経ち，確かにそのような傾向は強まっている。訪問看護ステーションは数が増え，訪問診療を行う医師も少しずつ増えてきた。まだまだ不足の点はあるにせよ，家で訪問看護と訪問診療を受けながら最後まで過ごすための手段は増えているといえる。

　しかし，2016年の厚生労働省「人口動態統計」によれば，死亡の8割が医療機関（病院，医療機関），自宅と施設が1割ずつと，圧倒的に医療機関での死亡が多い[11]。では，医療や介護職員以外の国民がどのように考えているかを，2017年に厚生労働省が行った調査「平成29年度 人生の最終段階における医療に関する意識調

査」[12] に基づいて押さえておこう。

　まずこの調査では，がん【ケース1】とそれ以外の慢性疾患【ケース2】の事例の2つに分けて，それぞれについて，治療・療養の段階と死を迎える段階をどこで過ごしたいか尋ねている。なお，いずれの事例も「回復の見込みはなく，およそ1年以内に徐々にあるいは急に死に至る」ものとする。

　なお，この調査では「一般国民」「医師」「看護師」「介護職」に分けて統計を取っている。【ケース2】の療養場所について，医師と看護師が他に比べて自宅を希望する人が多かった以外は，大きな違いは認められなかった。以下，「一般国民」について記載する。

【ケース1】末期がんと診断され，状態は悪化し，今は食事がとりにくく，呼吸が苦しいが，痛みはなく，意識や判断力は健康な時と同様に保たれている場合
（1）医療・療養を受けたい場所
医療機関：37.5％　介護施設：10.7％　自宅：47.4％
無回答：4.4％
（2-1）（1）で自宅と回答した人が最期を迎えたい場所
医療機関：18.8％　介護施設：1.4％　自宅：69.2％
無回答：10.5％
（2-2）（1）で医療機関または介護施設と回答した人が最期を迎えたい場所
（無回答が多く，回答は約2割のため，参考として集計された）
医療機関：71.3％　介護施設：12.5％　自宅：16.3％
【ケース2】慢性の重い心臓病が進行して悪化し，今は食事や着替え，トイレなど身の回りのことに手助けが必要だが，意識や判断力は健康な時と同様に保たれている場合

（1）医療・療養を受けたい場所

医療機関：48.0％　介護施設：17.8％　自宅：29.3％

無回答：4.9％

（2-1）（1）で自宅と回答した人が最期を迎えたい場所

医療機関：10.8％　介護施設：0.6％　自宅：70.6％

無回答：18.0％

（2-2）（1）で医療機関または介護施設と回答した人が最期を迎
えたい場所

（無回答が多く，回答は約2割のため，参考として集計された）

　医療機関：67.6％　介護施設：20.7％　自宅：11.7％

家での看取りを求める人が多数派とは言いきれない

　この結果から，私が特に注目したのは，以下の点である。

❶がんの場合は，47.4％と約半数が自宅での療養を希望するのに
　対し，慢性疾患の場合は29.3％と約3割である。

❷がんの場合，介護施設での療養を希望するのは10.7％と約1割，
　慢性疾患の場合は17.8％と2割弱である。

❸がんで自宅での療養を希望する人のうち，最期まで家にいたい
　と希望するのは69.2％，慢性疾患では70.6％といずれも約7割
　である。

　結局のところ，自宅での療養を希望する人は，がんで約半数，慢
性疾患の場合は約3割であった。必ずしも多くはないことがわかる。
ただし，慢性疾患の場合は医療機関が48.0％，介護施設が17.8％と，
介護施設でもよいと考える人も少なくない。やはり日常的な介護や，
急な症状変化への不安があり，人手と人目を求めているのであろう。

　そして，最期を迎える場所については，自宅での療養を希望した

人のうち，2事例とも約7割がそのまま最期まで家にいたいと考えている。しかし，残る1～2割程度の人は，療養中は自宅にいても，最期の看取りは施設，多くは医療機関を希望している。

　この調査では，2事例とも「意識や判断力は健康な時と同様に保たれている」「回復の見込みはなく，およそ1年以内に徐々にあるいは急に死に至る」との前提で，かつがんの事例については，「呼吸が苦しいが，痛みはなく」との条件が付いていた。

　これらの前提が外れた場合，自宅での看取りが難しくなる場合もある。在宅での看取りが世の流れであり，それに沿って流れをつくるのが当然…そのような思い込みはもたないほうがよいのではないだろうか。特に，国が音頭を取っている場合は，流れに抗いにくい。だからこそ，疑ってかかる工夫も大事だと思う。

2 | がんの場合：自宅での看取りか，緩和ケア病棟か

緩和ケア病棟での経験

　急性期病院は，入院期間を短くせよとの国の方針のため，長期入院は受けられない状況がある。この傾向は年々顕著になり，居宅支援に関わる支援者は，いざという時の患者の入院先確保に頭を悩ませている。

　そのような中で，唯一例外的に長期入院ができたのが，進行がんの患者を対象とした緩和ケア病棟またはホスピスだった。2003年から数年緩和ケア病棟で働いていた頃，入院が1年を超える入院患者もいた。

　例えば，以下のような患者さんが典型的である。

　ヤマモトさん（65歳，女性，肺がん）は，大学病院からの転院だった。病棟に来る1か月ほど前に，緩和ケア外来に家族が代理受

診。主な情報は，夫から得た。

　ここまで約1年半の経過。小細胞がんに対して化学療法を行って
きたが，効果がなくなったと判定された。現在入院中の大学病院か
らは，退院するか緩和ケア病棟を探して転院するかを迫られ，夫婦
ふたり暮らしの自宅ではみられないと判断。緩和ケア病棟を選択し
た。半年前に脳転移により急速な意識低下があり，ガンマナイフを
行っている。会話はゆっくりできるが，全体のレベルはかなり落ち
ている。緩和ケア病棟については，「がんそのものの治療は行わず，
つらい症状を取りながら，のんびり過ごせる所」と夫から本人に説
明しているが，反応は特にないとのことであった。

　夫は，緩和ケア外来でこう話した。「脳転移があってから，急に
状態が悪くなりました。それでも抗がん剤で，肺がんの進行はなん
とか抑えられているようだったのですが…。それももう，効かなく
なったと言われました。緩和ケア病棟では抗がん剤は飲めない，ガ
ンマナイフもできないと聞いていますが，もう今の病院にいても同
じなので。もう，今すぐにも出ていくように，という感じで追い立
てられていまして。できるだけ早くお願いしたいと思います」。

　緩和ケア病棟によっては，患者自身が自らの言葉で緩和ケア病棟
を希望している，と意思表示できないと受け入れない施設もある。
私はその点については，多くを求めなかった。本人や家族が，がん
そのものの治療継続を希望していない限りは受け入れていたので，
ヤマモトさんも，当然ながら受け入れることになった。

　そして入院から約半年後，緩和ケア病棟で過ごしたヤマモトさん
は，静かに最期の時を迎えた。「最後までみてもらえて本当によ
かった」と言った夫の言葉は，急性期病院から退院を迫られて緩和
ケア病棟に来た多くの人が口にしていた言葉だった。

緩和ケア病棟も様変わり

このように，入院日数を気にせず患者を受け入れられたのは，緩和ケア病棟の入院日数が病院全体の平均在院日数から除外され，入院期間の制限もなかったからであった。

ところが，2018年から緩和ケア病棟の「格付け」ができ，状況が変わった。より多くの診療報酬が得られる格付けの高いほうを得るには，以下のいずれかの要件を満たす必要がある。

❶直近1年間の入院日数の平均が30日未満で，入院までの待機日数の平均が14日未満

❷直近1年間の在宅（保険医療機関でない施設を含む）退院率が15%以上

この条件を満たすには，入院期間を短くするか，退院の可能性のある人を優先的に受け入れねばならない。以前私が働いていた頃のように，人生の最後の段階をゆっくり過ごす，という緩和ケア病棟のあり方は，もう不可能になったといえる。

したがって，現状では，看取りの場所として緩和ケア病棟を選ぶ場合でも，なるべくぎりぎりまで自宅または介護施設で過ごすことが求められる。

今後も，緩和ケア病棟をめぐる制度は変わる可能性がある。しかし，長期入院を可能にする形には，戻らないと考えたほうがよい。緩和ケア病棟で亡くなるまで過ごせた時代は，もう終わったという他ない。

3 | 医療機関以外の看取り

在宅だけど自宅じゃない

がんで全身状態が下り坂になってからでも，いよいよ悪くなるま

で入院できない。慢性疾患の場合は前からそう。…では，どうして
も自宅で過ごせない人はどうしたらよいのだろうか。

　前述の緩和ケア病棟の新たな制限の❷「直近1年間の在宅（保険
医療機関でない施設を含む）退院率が15%以上」では，在宅とは，
自宅に加え「保険医療機関でない施設」を含んでいる。つまり，特
別養護老人ホーム，老人保健施設などの介護保険の施設であっても
よく，元々住居扱いのサービス付き高齢者住宅，有料老人ホームで
ももちろんかまわないのである。

　2006年の介護報酬改定から，特別養護老人ホームやグループホー
ムに看取り介護加算が設定された[13]。介護報酬改定のたびにこれが
見直され，整備されている。国の方針としては，介護施設での看取
りを推進したい。したがって，この傾向は今後も続くだろう。在宅
だけど自宅じゃない看取り。今はまだ十分とはいえないが，自宅か
医療機関かの二者択一ではなく，こうした施設も積極的に活用でき
るとよい。

割り切りも必要な自宅での看取り

　家で亡くなって，警察のお世話になると困る。このように考える
人は少なくない。警察のお世話というのは，死因がはっきりしない
場合の検視を指す。しかし，これについては，訪問診療の医師が
しっかりフォローすることでかなり解決できる。

　検視が行われるのは，死因がわからない場合である。自宅療養中
の患者では，24時間以内にかかりつけの医師による診察を受けて
いる場合，そして24時間経過後であっても，かかりつけの医師が
診察し，生前に療養していた傷病による死亡と判定できる場合には，
検視は行われない。

　したがって，自宅での看取りには，面倒見のよい訪問診療の医師
が欠かせない。また，ひとり暮らしであれば，亡くなってからで

あってもなるべく早く医師に連絡できるよう，家を訪れる支援者を入れる必要がある。長時間じっくりのケアよりも，短い時間でもよいから，回数多く入るほうが異変を発見しやすい面もある。

ただ，理屈ではそうでも，人によってはどうしても家に人を入れたくない。そんな場合もあった。また，タイミングによっては検視を避けられない場合もある。

以下は，精神科病院の訪問看護室に勤めてから経験した事例である。

ムラヤマさん（72歳，男性，慢性肺気腫・統合失調症）は，生活保護を受けながらのひとり暮らし。精神科への通院は途切れがちで，活発な妄想から近隣トラブルが絶えず，市内の転居と入退院を繰り返していた。

元々肺のX線写真で慢性肺気腫を指摘されていたが，無症状で経過。70歳になる頃から労作性の呼吸苦が出現し，在宅酸素療法を開始した。体調悪化から閉居となり，体動も困難となる。入院も勧めたが，本人が拒否。通院から訪問診療に移行した。

病状はどんどん悪化し，いつ突然死しても不思議ではない状態となる。訪問看護，ヘルパー，ケアマネジャーの訪問などを駆使して訪問を増やしたが，本人はすべての支援者に妄想をもち，強く拒絶。私が訪問した際，ドアを開けず，「死んでないか，死んでないかと見に来るんじゃねえ！」と言って追い返されたこともあった。

安否確認と割り切って，それぞれが訪問を続け，最後は息絶えているところをヘルパーが発見。しばらく訪問看護を拒否していたため主治医が診断書を書けず，検視となった。

ムラヤマさんとの関わりでは，安否確認のためにも訪問したい私たち支援者と，妄想が強く家に入れたがらないムラヤマさんの間で

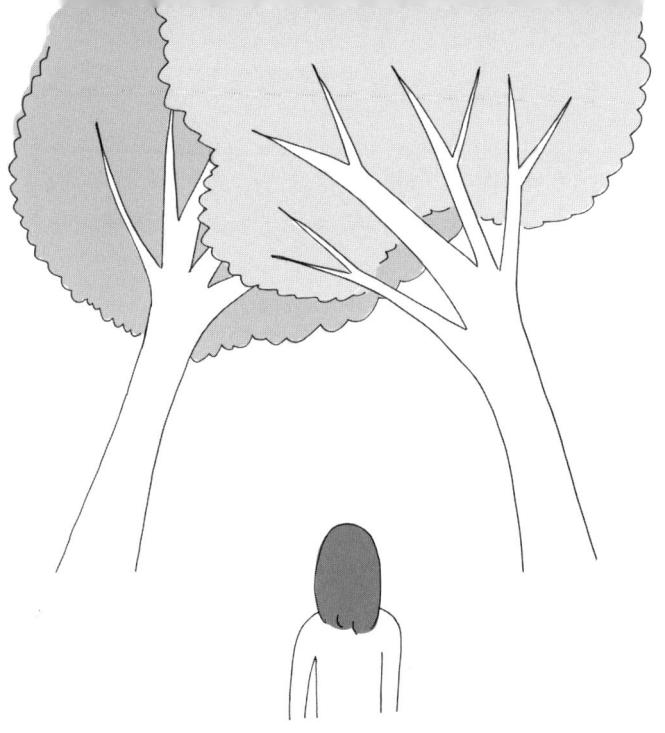

バトルが絶えなかった。ケアマネジャーがとても熱心で，介護保険と医療保険を駆使して，配食サービスまで入れると1日5〜6回誰かが家を訪れるようケアプランを立てた。

　しかし，そこまでしても，死後すぐに発見することはできなかった。検視とならないために，いくら工夫をしても，タイミングによってはそうなってしまうこともある。この点は，在宅での看取りを選択する場合，割り切りも必要ではないかと思う。

　ちなみに，ムラヤマさんの場合，最後まで家にいて家で亡くなれたのはよかった，と私は考えている。検視になったのは残念といえば残念だが，最後の最後のところで調整しきれないことがあるのも，看取りなのではないだろうか。

　死ぬ場所を選んでも，最後の死に方までは選べない。そんな限界は常にある。

2.5

言葉の整理

　死をめぐる意思決定について話をする時とても気になるのは，そこにいる人それぞれの言葉の理解である。例えば，「今後，蘇生のための処置を行うかどうか」について話す場合に，「蘇生のための処置」を，そこにいる人はどのように理解するだろうか。また，延命治療，積極的治療，安楽死，尊厳死など，いろいろな言葉が飛び交わないだろうか。

　結論から言うと，話し合うにあたっては，これらの言葉の概念をそろえる必要がある。さもないと，思わぬ誤解を招き，本意でない方向に話が行きかねない。

1 ｜ACP以前の言葉

LWとAD

　ACPという言葉ができる以前に，患者の意思決定に関連して，リビング・ウイル（living will：LW）やアドバンス・ディレクティブ（advance directives：AD）という言葉が使われてきた。ACPにつながっていく言葉でもあり，ここで整理しておきたい。

　まずLWとは，大濱と福井によると「医療行為に関する患者から医療者への指示」を文章で表現したものを指す。このLWに，「患者自らが判断できなくなった際の代理意思決定者の表明」（proxy directive；代理人指示）を加えたのがADである。そして，ADやLWに記載する内容や，自らの価値，ゴール，あるいは望む将来の医療ケアを本人，家族，近しい人と医療者が理解し共有することを

支援するプロセスがACPである[14]。

　特にLWは，今でもよく使われる言葉である。LWは事前指示書ともよばれ，終末期医療の選択について事前に意思表示しておく文書を指す。私は以前，病院で管理当直をしていた時，普段からカバンに必ずこれを入れて出かけていた人が，路上で倒れて身ひとつで搬送され，人工呼吸器につながれてしまうのを見た。

　このような限界はあるにせよ，自らの意思を表明しておく意味はあると思う。LWはACPと共に，これからも使われる言葉だろう。

LWの実際

　日本では，1976年に創立された日本尊厳死協会が「リビング・ウイル」＝「終末期医療における事前指示書」のテンプレートを提供している。その際，8つの大事な説明が添えられているので，ぜひご覧いただきたい。

リビング・ウイル（終末期医療における事前指示書）について[15]
公益財団法人 日本尊厳死協会

1. 日本尊厳死協会発行の「リビング・ウイル」（以下LW）は，人生の最終段階（終末期）を迎えたときの医療の選択について事前に意思表示しておく文書です。表明された意思がケアに携わる方々に伝わり，尊重され，あなたが自分らしく誇りを持って最期を生きることにつながります。
2. このLWは，ご自分が意思表示できなくなった状況において，意に添わぬ，ただ単に死の瞬間を引き延ばす延命措置を受けずに済むようにするものです。一時的に生命維持が困難になった患者の回復を目的とする「救命」を拒むものではあり

ません。

3. 外傷や神経，心臓，肺などの病気，あるいは遺伝性の病気により，人工呼吸器等の生命維持装置を使い生活されている方にとって，生命維持に関わる措置は延命措置ではないことは言うまでもありません。

4. もしもの時，どのような医療を望むか，望まないかはあなた自身が決めることです。これは憲法に保障されている基本的人権の根幹である自己決定権に基づいています。

5. LWを作成するにあたり，終末期の様々な状態と措置について，当協会や厚労省の資料などから適切な情報提供を受け，内容をよく理解した上で，最善と思う選択をしていただきます。

6. LW作成にはかかりつけ医や医療チーム，訓練を受けたアドバイザーから十分な説明を受け，ご家族を含めた話し合いを繰り返し，よりよい選択をすることを推奨します。この相談過程をアドバンス・ケア・プランニング（Advance Care Planning：ACP）と言い，現在，ＬＷ作成に望ましい形とされています。

7. ご家族や医療者との話し合いや合意は望ましいのですが，最も優先されるべきはご本人の意思です。LWを作りたくない方は作る必要がなく，強制されたものは無効です。大切なことは，医療者，ご家族，あなたをサポートしてくれる方とLW情報を共有し，理解し合えることです。

8. このLWは，署名者本人の考え方が変われば，いつでも破棄，撤回することができます。病状の変化，医学的評価の変更があれば，人の常として気持ちが変わることもあります。例えば，年の初めや誕生日などにご自身の意思を確かめておくのも大切です。

このように，ACPのプロセスを踏み，LWを作成することも可能である。

2 | 基本的な6つの言葉

CPRとDNAR，延命治療

患者の病状が悪くなり，死が避けられない状態になると，心停止や呼吸停止が起こった時，どのように対処するかが話し合われる。その際しばしば出てくるのが，CPR（cardiopulmonary resuscitation；心肺蘇生法）とDNAR（do not attempt resuscitation；蘇生処置拒否）という2つの言葉である。これらは医療者にはなじみの言葉であるが，少なくとも日常用語ではない。医療者以外の人が同席している際は，初めにこの言葉について説明しておく必要がある。

まず，CPRとは，呼吸と心拍が停止した際，心臓マッサージや人工呼吸によって循環を補い，蘇生を目指すことである。これを行わないのがDNARで，日本救急医学会は以下のように説明している[16]。

患者本人または患者の利益に関わる代理者の意思決定をうけて心肺蘇生法をおこなわないこと。ただし，患者ないし代理者へのinformed consentと社会的な患者の医療拒否権の保障が前提となる。欧米では実施のためのガイドラインも公表されている。
1995年日本救急医学会救命救急法検討委員会から「DNRとは尊厳死の概念に相通じるもので，癌の末期，老衰，救命の可能性がない患者などで，本人または家族の希望で心肺蘇生法（CPR）をおこなわないこと」，「これに基づいて医師が指示する場合をDNR指示（do not resuscitation order）という」との定義が示されている。しかし，わが国の実情はいまだ患者の医療拒否権に

ついて明確な社会合意が形成されたとはいい難く，またDNR実施のガイドラインも公的な発表はなされていない。なおAHA Guideline 2000では，DNRが蘇生する可能性が高いのに蘇生治療は施行しないとの印象を持たれ易いとの考えから，attemptを加え，蘇生に成功することがそう多くない中で蘇生のための処置を試みない用語としてDNAR（do not attempt resuscitation）が使用されている。

心停止または呼吸停止した際，救命のために心肺蘇生を行うならば，急変時の指示は「CPR」であり，これをしない場合は「DNAR」となる。これについて話し合う場合は，いきなり「CPRか，DNARか」と諮（はか）るのではなく，「CPRをするかしないか」について話し合うのがわかりやすいだろう。「CPRをしない」ならば，それは自動的に「DNAR」になる。

先ほど，「CPR」を「フルコース」，「DNAR」を「ナチュラルコース」と隠語的に呼ぶ所があると述べたが，これはイメージがつきやすい反面，誤解も生みやすいと感じる。なぜなら「ナチュラルコース」というと，完全に自然に任せ，何もしない印象を受ける。確かに，心停止，呼吸停止した場合には自然に任せるのだが，その手前の変化に対しては，早々の処置が行われる場合も少なくない。

例えば，DNAR指示が出ていても，血圧が下がったら昇圧剤を使う場合がある。また，呼吸が止まったら気道を確保しての人工呼吸は行わないが，徐々に酸素飽和度が低下してきた時，酸素吸入は行う。そのような選択もある。

この場合，昇圧剤や酸素吸入は，病気そのものの悪化は止められず，死を先送りするような意味合いで，「延命治療」と呼びうる治療である。CPRもこの「延命治療」の一部であり，これをしない

と決めても，すべての延命治療をやめることにはならない。

　悪性疾患ではない場合は特に，「心臓が止まったら諦めるが，そこまではできることをやってほしい」と考える患者や家族も，意外に多かった印象がある。「DNAR指示が出たら，何もしなくてよい」と考えるのは早計である。延命処置をどこまで希望するのか。きちんと確認し合う必要がある。

積極的治療と対症療法，緩和医療（ケア）

　のっけから，最も死に近いCPRとDNARを取り上げ，説明を始めた。これよりももう少し手前の段階で，しばしば，病気そのものの治療が難しくなる段階がある。最も典型的なのががん治療で，再発を繰り返しながら，やがてはがんそのものの進行が抑えられなくなってくる。

　この，がんという病気そのものの進行を抑えるのが，「積極的治療」であり，たとえ根治は難しくとも，抗がん剤や放射線でがんそのものを小さくしようとする治療も，積極的治療に含まれる。積極的治療が難しくなると，病気の進行による苦痛症状に対応する「対症療法」の段階に入って行く。

　対症療法は，病気そのものやその原因に対してではなく，出現する症状を抑えようとする治療である。なお，病気によっては，根本的な治療法がなく，発病後から対症療法になる場合もある。必ずしも死を前提としたものではなく，例えば本態性高血圧で降圧剤を飲み続ける，というのも対症療法の範疇である。

　また，対症療法と似た場面で使われる言葉に「緩和治療」，または「緩和ケア」がある。「対症療法」というと，あくまでも患者に生ずる症状に対する治療であるが，緩和医療（ケア）は，がんをはじめとする命を脅かす疾患による，本人および家族の身体的・精神的な苦痛をやわらげるための治療・ケアを指す。つまり，対症療法

に比べ，対象が家族や精神面に及ぶ，広い概念になる。こちらは対症療法とは異なり，基本的には死を前提とした概念である。

3 │価値観を含む言葉は取り扱いに注意する

尊厳死と安楽死

　死についての意思決定を確認する際には，前項で挙げた6つの言葉——CPR，DNAR，延命治療，積極的治療，対症療法，緩和治療（ケア）——を理解し活用するのが，わかりやすいと思う。これらは抽象的ではあっても，誰にどのようなことをするのか，あるいはしないのかが明確で，支援者側の価値観を押しつける可能性が低い。逆に，注意して使いたいのは，「尊厳死」「安楽死」の2つで，どちらも歴史的に「生きる価値」というような，一筋縄ではいかない問題に巻き込まれている。

　まず，尊厳死とは，かなり曖昧な言葉だといえる。ウィキペディアには「人間が人間としての尊厳（dignity）を保って死に臨むこと」とある。その他，多くの記事にあたると，「回復不能な場合に延命を希望せず，尊厳をもって死を選ぶ」という意味に使われているように読める。

　一方，安楽死は，「苦痛を与えず死に至らしめること」を指し，動物にも使われる言葉である。人間の安楽死には，「苦痛に耐えて生きるより死を選ぶ」という積極的安楽死から，「苦痛に耐えてまで延命治療を選ばない」という消極的安楽死まであり，致死的な薬物を使って死を早める積極的安楽死は，日本では認められていない。

　「尊厳死」「安楽死」を軸に話しづらいのは，「尊厳」「安楽」はいずれも死んでいく側が感じる価値や感情・感覚であり，共有しにくいという点である。何をもって「人間の尊厳」とするのだろうか。「安楽死」の場合も，最近では死と引き換えに逃れたい苦痛が身体

的なものだけでなく，老いや認知症などの精神的なものまで含み，「尊厳死」に近い言葉になったように思う。

　以前，内科病棟で関わった70歳代の男性は，尊厳死を強く希望すると繰り返し語り，「チューブだらけになってまでみじめな姿で生きながらえたくない」と何度も医師や看護師に話していた。男性は至って元気で，同室の寝たきりの人を引き合いに出しては，「ああなってまで生きたくない」。私は，とても嫌な気がして，ある時「ご自身の生き死にについてお話になるのは自由ですが，他の方の状況まで決めつけるのは，失礼だと思います」と言ってしまったのだった。

　もう20年以上も前の話だが，あの時のイヤナカンジは今も忘れられない。尊厳死のような，価値観を含む言葉を使って他人さまのことを語ると，ついつい，人の生き死にについてまで決めつけすぎる危険があるのではないだろうか。これは，支援者が使った場合にもいえることだと思う。

　私は，「尊厳死」という言葉を患者が使った時は，なるべくその言葉をそのまま返さず，具体的にどのような希望があるのかを尋ねていく。そうすると，たいていの場合は，先ほどの6つの言葉で表すことができる。そして，そのようにしたほうが，具体的にどのようにするかが明らかにできる。

在宅死と孤独死（孤立死）

　生き死にに関わることに限らず，医療者が使う言葉は，なるべくそれ自体に価値観を含まないほうがよい。そう思うのは，支援者の知識が勝る場合，どうしても患者に対して誘導的になりやすいからだ。支援者にもそれぞれの価値観があり，それが支援に反映するのは当然である。しかし，患者の価値観を汲み取る努力をし，それを凌駕しないわきまえをもちたい。そのためにも，なるべく価値観を

含まない言葉が必要である。

　死をめぐる言葉で，「尊厳死」「安楽死」以上に私が強い違和感を抱くのは，「孤独死」または「孤立死」という言葉である。孤独死という言葉からは，「誰にも看取られない死」というイメージが容易に浮かぶが，上田らの研究[17]によれば，この言葉は以下のように，さまざまな意味を含んでいる。

1. 低所得で慢性疾患に罹患，完全に社会的孤立して劣悪な環境で病死および自死

2. 社会的に孤立し十分なケアがないまま看取る人が無く死亡

3. 自宅内で誰にも看取られずに亡くなった自死を含む死

4. 2週間に一度以上見守りが無い独居または高齢者世帯（各種サービス利用，通院，他者と一定の接触あり，自殺は除く）の死

5. ひとり暮らしで誰にも看取られず自宅で死亡した場合

6. ひとり暮らしや家族がいても不在時に誰にも看取られず死を迎えた場合

7. 単身居住者が住宅内で看取りなく死亡（自殺他殺除く）

8. ひとり暮らしで誰にも看取られず自宅でなくなった場合（自殺は含まず）

9. 日常的に社会的つながりが無く孤立状態で，誰にも看取られず居宅で死亡（自殺を含めず）

10. 高齢者世帯や要介護高齢者，中年の独身男性世帯など社会的に孤立した結果，死後長期間放置された場合

11. 社会的に孤立しているひとり暮らしの人が自宅で誰にも看取られず死亡

さまざまな状況はあっても，孤独死（孤立死）という言葉からは，その人がどんなに豊かな人生を歩んできても，死ぬ瞬間に誰もいなければ，「孤独」「孤立」と決めつけられるような印象がある。したがって，他人さまの死について述べる場合，このような言葉よりは，「在宅死」という言葉を使いたいと思う。これならば，単に家で亡くなる以上の意味はもたない。

　「亡くなってから見つかる」という意味で，孤独死という言葉を使う場合も多いと思うが，これを言い換える単語は，今のところない。できれば，「できちゃった婚」を「妊娠先行型結婚」としたような，価値観を含まぬ，無味乾燥なお役所用語が好ましいのだが。誰か妙案はないものだろうか。

　妙案が出ない場合は，わざわざ孤独死と言い換えず，「亡くなってから見つかる」場合とそのまま表現しても，違和感はないものだ。知らずして価値観を押しつけないために，使う言葉には自覚的でありたい。

あれから、大丈夫 だったかな

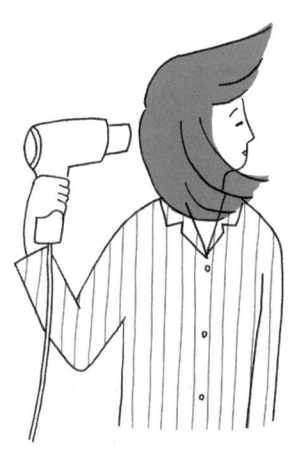

文献

1) 西 智弘：緩和ケア病棟から追い出される？ ケアの現場に持ち込まれた「連帯責任制」．BuzzFeedNews，2019年5月4日．https://www.buzzfeed.com/jp/tomohironishi/hospice-rentaisekinin（2021年1月19日アクセス）
緩和ケア病棟でさえ，入院期間の短縮を迫られる現状がひしひしと伝わってくる記事．診療報酬の説明もわかりやすい．時間が経っても，この記事に書かれた方向性は変わらないと考えられる．

2) 国立がん研究センターがん対策情報センター：がん登録・統計─最新がん統計．2020．https://ganjoho.jp/reg_stat/statistics/stat/summary.html（2021年1月19日アクセス）

3) 日本対がん協会：正しい知識の普及啓発─がんの動向．2020．
https://www.jcancer.jp/about_cancer_and_knowledge/%E3%81%8C%E3%82%93%E3%81%AE%E5%8B%95%E5%90%91（2021年1月19日アクセス）
がんについての最新の統計が調べられるサイト．

4) 山田里美：穏やかな看取りを支えるために─看取りまでの経過とそのケアについて．三友堂病院．
http://hospital.sanyudo.or.jp/files/20160217154837.pdf（2021年1月19日アクセス）
緩和ケア認定看護師による，院内学習会の資料．とてもわかりやすく，多くの人に見てほしい．

5) 厚生労働省：令和元年（2019）人口動態統計月報年計（概数）の概況．2020．
https://www.mhlw.go.jp/toukei/saikin/hw/jinkou/kakutei19/dl/15_all.pdf（2021年6月2日アクセス）

6) 総務省統計局：統計トピックスNo.126 統計からみた我が国の高齢者─「敬老の日」にちなんで．p.2，2020．
https://www.stat.go.jp/data/topics/pdf/topics126.pdf（2021年2月24日アクセス）

7) 厚生労働省：人口動態統計月報（概数）令和2年8月分．p.23，2020．
https://www.mhlw.go.jp/toukei/saikin/hw/jinkou/geppo/m2020/dl/all0208.pdf（2021年2月24日アクセス）

8) 池永昌之：みとりの基本 3.死が近づいてから死亡までの病態と症状緩和─最後の数時間の出来事ですべてが決まることもある．柏木哲夫，今中孝信（監），林 章敏，池永昌之（編）：死をみとる1週間．総合診療ブックス，p.25，医学書院，2002．
死ぬ直前の様子がわかりやすく述べられている．古い文献だが，内容は色あせない．

9) Kübler-Ross,E：On Death and Dying. Simon & Schuster,Touchstone,1969／川口正吉（訳）：死ぬ瞬間─死にゆく人々との対話．pp.65-169，読売新聞社，1971．
死にゆく人を取り上げた初期の名著．ロス自身が死に臨んで自著を否定したとの情報もあり，後にさまざまな異論も出た．改めて読み直すと，死の5段階は，参考になる点が多々あると感じる．

10) 日本心理学会教育研究委員会博物館小委員会：人はなぜ被害者を責めるのか？─公正世界仮説がもたらすもの．心理学ミュージアム．
https://psychmuseum.jp/show_room/just_world/（2021年1月19日アクセス）
人は安心するために，被害者の落ち度を探す．臨床でもよくある話であろう．一読して，なるほどと思える「公正世界仮説」についてのわかりやすい資料．

11) 嶋田一郎：日本では8割が病院死「自宅で最期を迎えたい」が叶わないワケ．幻冬舎GOLD ONLINE，2019年8月15日．
https://gentosha-go.com/articles/-/22078（2021年1月19日アクセス）
在宅での死を望んだ際，障害となることがわかりやすく書かれた記事．

12）厚生労働省：平成29年度 人生の最終段階における医療に関する意識調査結果（確定版）．
2017.
https://www.mhlw.go.jp/file/05-Shingikai-10801000-Iseikyoku-Soumuka/0000200749.
pdf（2021年1月19日アクセス）
ACPが現在の形に改訂される元になった調査。

13）介護ソフト「カイポケ」：看取り介護加算の概要や算定要件等（平成30年度改定対応）．
http://ads.kaipoke.biz/basic_knowledge/care_insurance_and_law/addition_subtraction/
about_end_of_life_care.html（2021年1月19日アクセス）
診療報酬改定は2年ごと，介護報酬改定は3年ごとに行われる。平成30年度改訂につい
てわかりやすく説明している。

14）大濱悦子，福井小夜子：国内外のアドバンスケアプランニングに関する文献検討とそれ
に対する一考察．Palliat Care Res, 14(4): 269-79, 2019.
https://www.jstage.jst.go.jp/article/jspm/14/4/14_269/_html/-char/ja（2021年1月19日
アクセス）
ACPの歴史が概観できる，わかりやすい論文。

15）日本尊厳死協会：リビング・ウイル（終末期医療における事前指示書）について．
https://songenshi-kyokai.or.jp/living-will（2021年1月19日アクセス）
リビング・ウイルの実際がわかりやすく解説されている。尊厳死を希望し，リビング・
ウイルを書いている人もいる。リビング・ウイルについても理解しておく必要がある。

16）日本救急医学会：医学用語 解説集 DNAR.
https://www.jaam.jp/dictionary/dictionary/word/0308.html（2021年1月19日アクセス）
とても丁寧な用語解説集。救急医療に出てくる言葉は，ここできちんと確認しておくと
よい。

17）上田智子，上原英正，他：孤独死（孤立死）の定義と関連する要因の検証及び思想的考
究と今後の課題．名古屋経営短期大学紀要，51: 109-31, 2010.
https://core.ac.uk/download/pdf/290142456.pdf（2021年1月19日アクセス）
「孤独死」「孤立死」の定義を探究した，興味深い論文。人の死に方に価値をもち込むこ
れらの言葉が，私は大嫌いである。とはいえ，なかなかよい代わりの言葉も見つからず，
思案している。

Part 3

「整わない現場」でのACPを
シミュレーションする

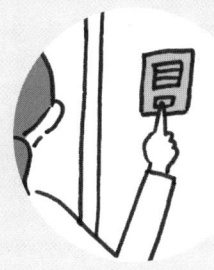

ここからは，2018年に改訂された「人生の最終段階における医療・ケアの決定プロセスに関するガイドライン 解説編」（以下，ガイドライン）[1] に基づき，実例を多く盛り込みながら，実際のACPの進め方を考えてみたい。すでにガイドラインについては紹介したので，ここでは解説部分に重点を置く。

　このガイドラインが初めて作成されたのは2007年で，改訂にあたって特に留意されたのは，以下の3点である。

❶ 本人の意思は変化しうるものであり，医療・ケアの方針についての話し合いは繰り返すことが重要であることを強調すること

❷ 本人が自らの意思を伝えられない状態になる可能性があることから，その場合に本人の意思を推定しうる者となる家族等の信頼できる者も含めて，事前に繰り返し話し合っておくことが重要であること

❸ 病院だけでなく介護施設・在宅の現場も想定したガイドラインとなるよう，配慮すること

　これらは，制定から改訂までの約10年の間の変化を表しているといえよう。

　以下にガイドラインの基本的な考え方を記す。

【基本的な考え方】

① このガイドラインは，人生の最終段階を迎えた本人・家族等と医師をはじめとする医療・介護従事者が，最善の医療・ケアを作り上げるプロセスを示すガイドラインです。

② そのためには担当の医師ばかりでなく，看護師やソーシャルワーカー，介護支援専門員等の介護従事者などの，医療・ケアチームで本人・家族等を支える体制を作ることが必要です。こ

のことはいうまでもありませんが，特に人生の最終段階におけ
る医療・ケアにおいて重要なことです。

③人生の最終段階における医療・ケアにおいては，できる限り早
期から肉体的な苦痛等を緩和するためのケアが行われることが
重要です。緩和が十分に行われた上で，医療・ケア行為の開
始・不開始，医療・ケアの内容の変更，医療・ケア行為の中止
等については，最も重要な本人の意思を確認する必要がありま
す。確認にあたっては，適切な情報に基づく本人による意思決
定（インフォームド・コンセント）が大切です。

④人生の最終段階における医療・ケアの提供にあたって，医療・
ケアチームは，本人の意思を尊重するため，本人のこれまでの
人生観や価値観，どのような生き方を望むかを含め，できる限
り把握することが必要です。また，本人の意思は変化しうるも
のであることや，本人が自らの意思を伝えられない状態になる
可能性があることから，本人が家族等の信頼できる者を含めて
話し合いが繰り返し行われることが重要です。

⑤本人の意思が明確でない場合には，家族等の役割がいっそう重
要になります。特に，本人が自らの意思を伝えられない状態に
なった場合に備えて，特定の家族等を自らの意思を推定する者
として前もって定めている場合は，その者から十分情報を得
たうえで，本人が何を望むか，本人にとって何が最善かを，医
療・ケアチームとの間で話し合う必要があります。

⑥本人，家族等，医療・ケアチームが合意に至るなら，それはそ
の本人にとって最もよい人生の最終段階における医療・ケアだ
と考えられます。医療・ケアチームは，合意に基づく医療・ケ
アを実施しつつも，合意の根拠となった事実や状態の変化に応
じて，本人の意思が変化しうるものであることを踏まえて，柔
軟な姿勢で人生の最終段階における医療・ケアを継続すべきで

す。

⑦本人，家族等，医療・ケアチームの間で，話し合いを繰り返し行った場合においても，合意に至らない場合には，複数の専門家からなる話し合いの場を設置し，その助言により医療・ケアのあり方を見直し，合意形成に努めることが必要です。

⑧このプロセスにおいて，話し合った内容は，その都度，文書にまとめておくことが必要です。

また，ガイドラインでは，改訂に際して，「近年，諸外国で普及しつつあるACP（アドバンス・ケア・プランニング：人生の最終段階の医療・ケアについて，本人が家族等や医療・ケアチームと事前に繰り返し話し合うプロセス）」を盛り込んだとしている。

具体的には，「人生の最終段階を迎えた本人・家族等と医師をはじめとする医療・介護従事者が，最善の医療・ケアを作り上げる」ために繰り返し話し合うことが求められている。以下，このプロセスを具体的に考えていきたい。

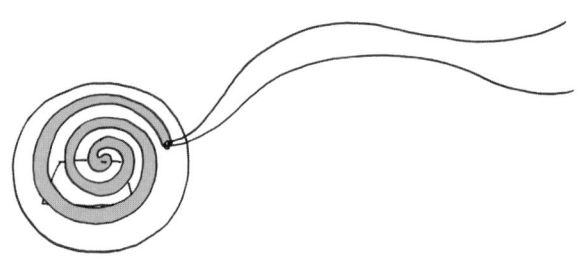

3.1

どの時期に話し合うか

　東京都医師会はホームページに「終末期医療アドバンス・ケア・プランニング（ACP）から考える」というリーフレットを置き，ACPの普及に力を入れている。ここでは「ACPとは？」という質問に対して，「将来の変化に備え，将来の医療及びケアについて，患者さんを主体に，そのご家族や近しい人，医療・ケアチームが，繰り返し話し合いを行い，患者さんの意思決定を支援するプロセスのことです。患者さんの人生観や価値観，希望に沿った，将来の医療及びケアを具体化することを目標にしています」[2]と答えている。

　では，ACPをどの段階で行うか。ガイドラインの基本的な考え方③によれば，できる限り早期から緩和ケアが十分に行われた上で，医療・ケア行為の開始・不開始，医療・ケアの内容の変更，医療・ケア行為の中止等については，最も重要な本人の意思を確認すること，その際は適切な情報に基づく本人による意思決定（インフォームド・コンセント）が大切であることが記載されている。

　これは病気の経過や患者のキャラクターによっても違ってくる。私がこれまでに関わった患者の例を振り返って，ACPの進め方を具体的にシミュレーションしてみたい。

1 ｜ がんの場合

　Part2の「どのような経過をたどって人は死ぬか」（⇨p.38）でも述べたように，がんという病気は，ある時期まではゆっくり進み，最後の1か月ほどで一気に病状が悪化するパターンが多い。そして，

最後の1か月に至る前の期間は，時に10年を優に超える場合もある。
こうした特徴を踏まえて，がんの場合とそれ以外の慢性的な疾患に
ついて，分けて考えていくことにした。

完治が不可能とわかった時点でのACP

　がんは，最初に診断された段階で，完治が望めるか望めないかの
見通しがある程度つく。誰しも可能な限り完治を望むのは当然で，
見つかった段階から完治が難しいと告げられる衝撃は，どんなに覚
悟をしている人でも，大きいに違いない。

　そして，完治を期待して治療を受けても，再発という形で完治が
難しくなる人もいる。中には，再発したがんへの治療が奏功し，完
治する場合もあるが，初発に比べて完治の確率は相当低い。これが
現実である。

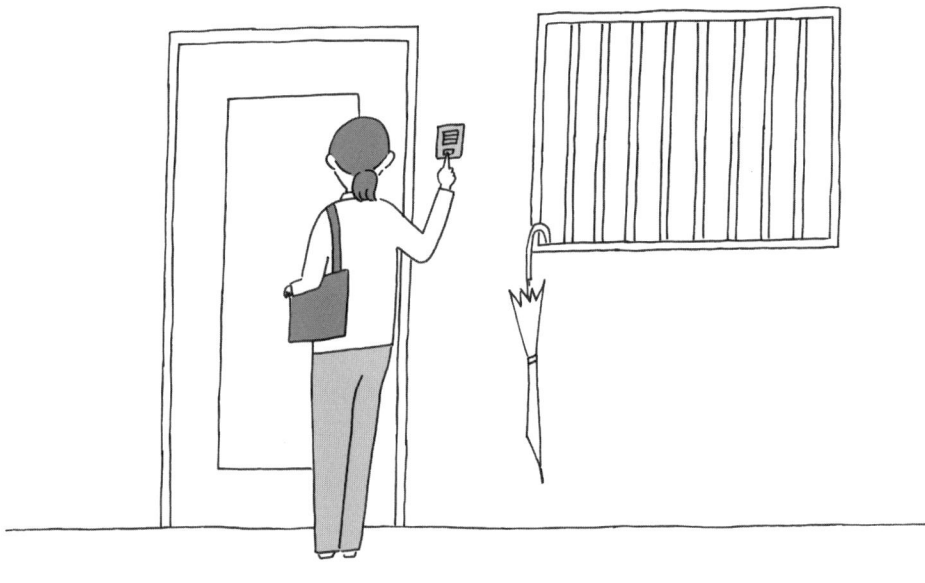

　がんの治療成績がいかによくなっても，がんという病気にはたとえ早期に見つかっても「死」のイメージがつきまとう。ましてや最初から進行がんであるとわかった時，そして再発した時の不安や恐怖は計り知れない。当然ながら，状況を受け入れるまでに時間が必要であるが，一方で，治療方針は早急に決めねばならない。そのため，「いずれは治療が効かなくなる時期が来る」予想について，十分話し合うことなく治療が始まる場合が多いように見える。そして，いざ治療が始まると，患者も近しい人も，治療効果に期待し，死についての話題は避ける傾向がある。

　今，「避ける」と書いたが，それは意図してのことばかりではない。実際，病状が安定していると，死が遠のいたような気持ちになってしまう。私は身近な人の何人かががんで亡くなっているが，スキルス胃がんで予後が悪いとわかっている人でも，友人に対してはそのように感じた。看護師という立場で関われば，一時的な回復と見えるのだろうが，元気な時からのつきあいだと，「この人は治るのではないか」，そこまでは思わなくとも，「まだまだ先は長いのではないか」と感じてしまうのは，やはり死を信じたくない気持ちのなせるわざなのだろうか。

　それでもやはり，完治が難しいとわかった時点で，この先起こりうる状況について知らされ，意思確認をする，ACP的な話し合いが行われるのに越したことはない。それは，終始患者が自分で方針を決めてきた例で，家族は病状の悪化が理解できず，つまずいたことがあったからだ。

事例1 ▶ 卵巣がんで亡くなった60歳代の女性。エホバの証人を信仰しており，輸血の可能性を排除したいと，完治が期待できた手術を希望せず。化学療法のみで約2年経過したところで，病状が悪化傾向となる。治療段階は過ぎたと主治医から告げられ，緩和ケア病棟に登録。夫と3人の子どもの援助を受けながら在宅で生活し，緩和ケア病棟に入院後1か月程度で亡くなった。

この女性本人は，信仰も厚く，少なくとも私の目には死を恐れていないように見えた。先に，「信仰が厚いから運命を受け入れられるとは限らない」（⇨p.57）と述べた通り，信仰があっても，生に執着する人はいる。知人の牧師もがんで亡くなる前に，「天国に行くのは楽しみだが，この世に名残りはある」と話していた。執着とまでいかなくても，名残りがある，というのは人間なら当然の気持ちだと受けとめた。しかしこの女性は，「家族や友人も，いずれは来る場所だから」と話し，名残りさえ感じさせなかった。

同年代の夫と20歳代の子どもたちは同じ信仰ではなかったが，彼女の信仰を理解し，尊重していた。近づく死を決して嘆かず，苦痛に対しては静かに対応を求めた。ところが最後，強い呼吸苦が出てしまい，鎮静剤を使用したところ，数時間せん妄状態となり，意味の通らない言葉が続いた。

医療者から見れば，全体としては穏やかな最期だった。しかし，この様子が許せないと子どもたちは激怒し，医療者が罵声を受けながらの臨終となってしまった。ただ夫だけが子どもたちに同調せず，最後まで妻の手を握っていたが，何も語らないまま，病院を後にし，以後誰とも話す機会はなかった。

この事例の特徴は，すべてを患者本人が決め，やがて来る死を受け入れていた点であろう。卵巣がんは進行していても，治療で縮小させ，手術で完治する可能性もある。ただし，手術は出血量が多い

ため，しばしば輸血が行われる。宗教上の理由からこれを嫌った女性は，完治の可能性があったにもかかわらず，手術を受けないことを選んだ。

この段階では，まだまだ女性は元気であり，夫や子どもは，それが確実に死を意味する事実を，頭でわかっていたとしても，ピンときていなかったのではないだろうか。完治が望めるにもかかわらずそれを行わず，自ら死にゆく道を選んだ。それは女性の意思である。

まさか，医師から家族への説明がなかったとは思わない。恐らくは話し合いももったのだろう。それでも，自らの信仰に基づいて死を引き寄せた女性と，それに従うしかなかった家族の間では，覚悟のギャップが大きかったと思う。本人が悟っているだけに，「死なないでほしい」と言えず，悲しい顔を見せずにいたであろう家族を思うと，気の毒になる。

この事例を通して，いかに患者本人がすべてを受け入れているように見えたとしても，そうした時こそ，家族を交えてのACPが必要だと考えるようになった。

進行して，がんの治療ができない段階に差し掛かった時期のACP

完治が望めないがんの経過は，大きく分けると，がんそのものの治療が可能な段階と，進行して対症療法のみになった段階に分かれる。この段階を越える際には，治療できないことを受け入れる切り替え——ギアチェンジがどうしても必要になってくる。この段階では，本人と主治医が「がんそのものの治療ができない＝いずれは死を迎える」事実を確認せざるを得ない。否が応にもACP的な話し合いをせざるを得ないため，この時期を逃さず，きちんとした場を設けるとよい。

私が勤務していた緩和ケア病棟の場合，がんそのものの治療は行わない前提で入院を受け入れていたので，ギアチェンジを越えてき

た人と多く関わった。そのままうまく最後まで穏やかな経過をた
どった人より，土壇場で問題が生じた人の記憶が強く残っている。

事例2 ▶ スキルス胃がんで亡くなった30歳代の男性は，妻とまだ
小さい子どもの3人で落ちついて過ごしたいと緩和ケア病棟に転
院してきた。紹介元はがんの専門病院であり，進行によりがんの
治療は難しい状況だったが，妻は治療継続の希望が強かった。

　この男性については，今も転院を受けるにあたって，もっと意思
確認をすべきだったと反省している。私が話をしたところでは，妻
や本人はがんの治療がもうできないことは理解し，「残された日々
をゆっくりした環境で，家族と一緒に過ごしたい」と希望していた。
しかし実際は，治療中止は一時的なことと考えており，「すぐに次
の治療ができないなら，とにかく緩和ケア病棟に入って，体力を取
り戻したい」という気持ちが本音だったと，後になって妻から聞く
羽目になった。
　実際には男性はすでに治療の手立てはなく，紹介元の主治医は診
療情報提供書に，はっきりその事実を書き，本人家族も了解済み，
と記載していた。ところが，いざ病状が急激に悪化し始めると，妻
は「なにがなんでも助けてほしい」と取り乱し，「人工呼吸器や，
心臓マッサージもしてほしい。まだ子どもも小さいし，30歳代で
諦めるわけにはいかない」と言い始めた。
　この時すでに本人の意識はなく，妻の意向を聞く他ない状態だっ
た。緩和ケア病棟の主治医も同席し，緩和ケア病棟としては心肺蘇
生は行わないこと，希望するならば，内科に転棟を受けてもらえる
か打診することを，妻に明言した。私も主治医も転棟するほどの時
間はすでに残されていないと思った。しかし，だからこそ，きちん
と選択肢を提供し，選び直してもらうのが肝要だと考えたのだった。

この時の妻の形相は忘れられない。彼女はきっとした目で私をにらみ，「ここに置いてもらえないんですか？ 普通の病棟じゃ，子どもとずっといられないじゃないですか。ここにいられなくなるなら，諦めます。なにもしなくてけっこうです」。そう言って面談を一方的に打ち切り，席を立ってしまった。

それからほどなく男性は亡くなり，妻は私と一言も口をきかないまま病棟を後にした。今も妻が男性の病状をどのように理解していたのか，正直，よくわからない。心肺蘇生を希望し，それに望みがあると思っていたのなら，転棟と言われただけで諦めるものだろうか。心肺蘇生をするかしないかの決断というのは，「この病棟にこのままいられるならやってもらいたい」という程度のものなのだろうか。

ただ，この例からわかったのは，ギアチェンジができているかいないかの見極めは，本当に大切だということだ。この時期のACPは，生に向かう治療から，死を強く意識した治療に移る段階であり，治療の場が変わる可能性が大きい。新たな場でのスタートが最善の形になるよう，十分に話し合う必要がある。

2 | がん以外の場合

がん以外の慢性病の場合は，死に至るまでの経過が比較的長く，徐々に進む傾向がある。それゆえ先が見えず，予想が立たない場合が多い。

急激な悪化をみた時点でのACP

糖尿病，高血圧，狭心症，慢性呼吸不全など，さまざまな慢性疾患は，その悪化が緩徐だったり，薬でうまくコントロールして，寿命まで生きる人も少なくない。一方で，ある時期からそれがぐんと

悪化し，命に関わる場合もある。

　例えば血圧が高く，降圧剤を飲み出した時点では，死について考える時期でないのは明らかだろう。しかし，長年の高血圧から脳出血を発症した場合はどうか。それが仮に軽症で終わったとしても，一段病状が進んだと考えるだろう。そして，今後同様のことが起こった時にはどうするかについて，話し合うほうがよい。

> **事例3** ▶70歳代後半でひとり暮らしの女性。高血圧と糖尿病で外来通院していた。脳梗塞で片麻痺となり，介助なしに暮らせない状態になった。画像では，陳旧性の脳梗塞が多数あり，今後も同様の梗塞が起こる可能性がある。

　今から30年前の90年代初め，私が内科病棟に就職して間もない時期に経験した事例である。女性は全く身寄りがなく，施設入所の方向となった。言語障害が軽度あったが会話はしっかりでき，「人の手を借りてまで生きたいと思わなかったけど，助けてもらったのよね。なかなか死ぬ度胸はないから。生きるしかないんでしょうね」とたびたび虚無的なことを話していた。

　当時は，治療しないという選択肢はなく，誰もが当たり前のように女性を助けた。誰に対してもそうだ。だから，この段階で，今後の治療についての希望は聞くことはない。何かあれば治療するのが当然，という風潮だった。

　その後，この女性は，病院から移った施設で再度脳梗塞を起こし，亡くなったと聞いた。病院であれば，対処して助かったかもしれな

牛乳を買って帰ろう。

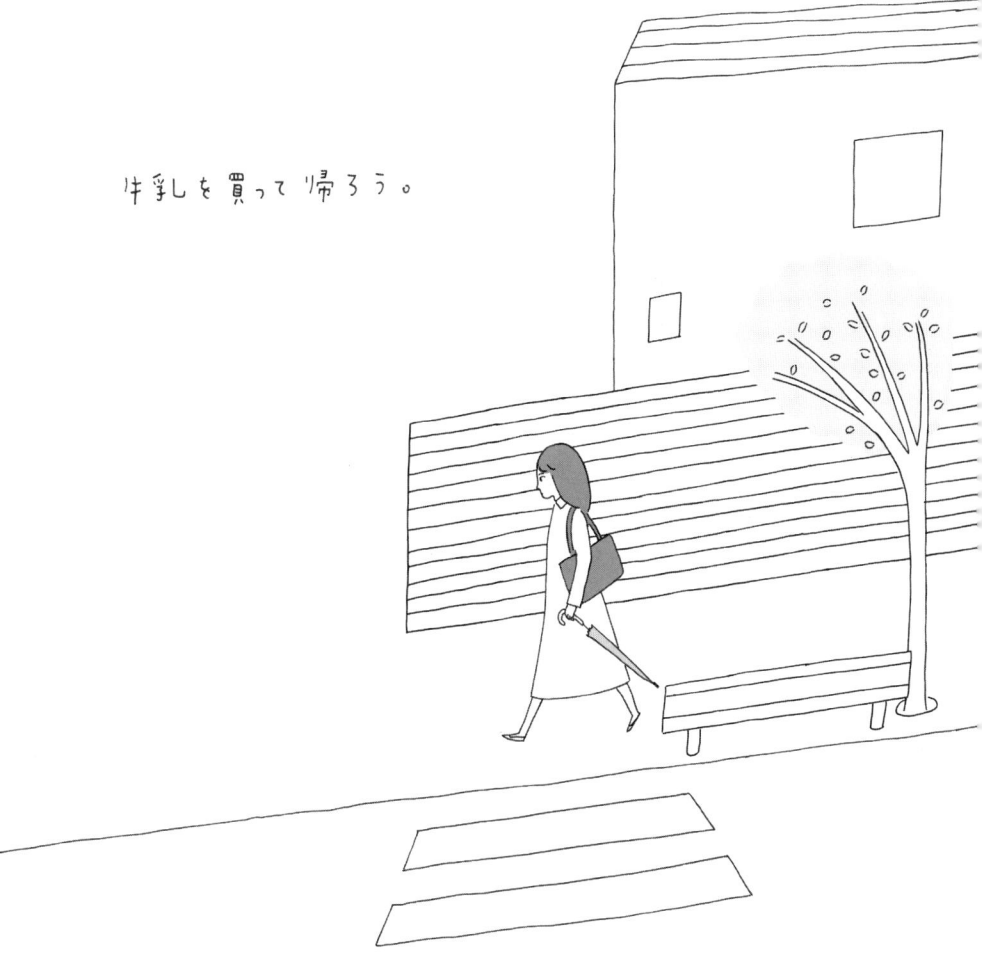

い。しかし，それは後から考えても仕方がないことだ。

　失礼ながら，経過を見ればありふれた事例である。しかし私にとっては，長い経過の慢性病が，いったん急激な悪化をみると，一気に悪くなる。そんな分岐点を初めて理解した事例だった。

　この他にも，糖尿病では，糖尿病性網膜症からの失明や心筋梗塞，糖尿病性腎症など，多くの深刻な合併症を見てきた。明らかな悪化があった時には，いきなり死についての話は早いにしても，一段悪くなっていることをきちんと伝え，それを意識してもらう場が必要だと考える。

一時的な悪化を繰り返し始めた下り坂でのACP

　例えば，慢性呼吸不全では，ある時期から気管支炎や肺炎など呼吸器感染症を繰り返すようになる人がいる。なんとか回復しても，だんだんじり貧になっていく。慢性病の中には，このように急激に悪くなっては改善し，それを繰り返しながら悪くなっていく経過がある。

　こうした例では，今後の方針の確認が必須である一方，具合が悪い時期には会話が難しい。かといって，よくなった時期に話そうとしても，その時にはピンとこない。そんな難しさがある。

> **事例4** ▶70歳代後半の男性。肺結核の既往があり，元々片肺の機能が低い。重喫煙の影響で肺気腫になり，すでに5年前から在宅酸素療法を行っている。2年前から誤嚥性肺炎を繰り返すようになり，直近では抗菌薬だけでは治らず，一時人工呼吸器を使用した。離脱はできたものの，明らかに全身状態は悪化。ほとんど離床せず，同居の家族が介助してなんとか生活している。

　慢性呼吸不全を患う高齢者が誤嚥性肺炎を繰り返すようになると，

本人以上に周囲が不安になる場合がある。これは，私自身，肺気腫を長く患った母を見送り，感じたことで，「次はどこまで悪くなり，どこまで治療をすることになるのだろう」との不安が強まっていったものである。

　この男性の場合も，実はそうだった。全身状態が悪くなるにつれ，意識はぼうっとして，肺炎さえ治まれば，落ちついてニコニコしている。なにがなにでも生きたい，と言いそうにはないが，さりとて「こんな治療はもうたくさん，次はなにもしないでください」というような感じでは全くない。

　また，呼吸器装着でつらい目に遭ったと感じているような場合であっても，それを乗り越えると，やはり「先があるならがまんしよう」と思う人は多い。一番つらい時の「もう治療はやめてほしい」という声ばかりに耳を傾けると，取り返しのつかないことになりかねない。

　たとえ首振りと頷きだけでも，本人の意思が確認できるなら，その時意思確認をするべきだ。こうした時期のACPは，本人そっちのけにならないことが大事だと改めて思う。実は本人より家族がつらい場合があり，それはそれで理解する必要があるが，家族主体のDNARは，やはりあってほしくない。患者より先に諦めていい人は，誰もいないのだから。

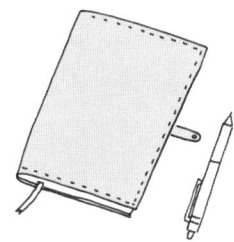

キーパーソンの決め方

　ガイドラインの基本的な考え方⑤（⇨p.87）には，「本人の意思が明確でない場合には，家族等の役割がいっそう重要になります。特に，本人が自らの意思を伝えられない状態になった場合に備えて，特定の家族等を自らの意思を推定する者として前もって定めている場合は，その者から十分な情報を得たうえで，本人が何を望むか，本人にとって何が最善かを，医療・ケアチームとの間で話し合う必要があります」と書かれている。

　この意思決定を代行する人を，本項では「キーパーソン」と呼ぶ。ガイドラインの〔注12〕には，これについて「家族等とは，今後，単身世帯が増えることも想定し，本人が信頼を寄せ，人生の最終段階の本人を支える存在であるという趣旨ですから，法的な意味での親族関係のみを意味せず，より広い範囲の人（親しい友人等）を含みますし，複数人存在することも考えられます」との記載がある。

　キーパーソンは，配偶者や近しい親族がなる場合が今も多い。しかし，これにこだわらず，友人や事実婚のパートナーをキーパーソンにしたいと考える人も増えてきた。また，今は単身で親族のいない人も増え，キーパーソンがいないような場合も少なくない。

　家族も多様化の時代といわれて久しい。ここでは実例を中心に，キーパーソンの決め方について考えてみたい。

1 | キーパーソンが親族の場合

　私たちはよく「親族」という言葉を使うが，これはどの範囲までを指すのだろうか。執筆にあたり改めて調べてみると，民法上の親族は，配偶者，六親等内の血族，三親等内の姻族を含めている。

　ちなみに，一番遠い親族の再従兄弟（はとこ，またいとこ）は，私から見て，親のいとこの子どもに当たり，親戚と濃厚な関係ではなかった私などは，それが誰かもわからない。実感としては，ここまでを親族といわれても，ピンとこない人も多いのではないだろうか。

　ではどのくらいならピンとくるかといえば，私の感覚では，三親等までである。具体的には，その人とその配偶者の，曾祖父母・伯叔父母・曾孫・甥姪まで。血族も姻族も三親等までは法的に親族として扱われる。

　実際，三親等内の血族間の婚姻は禁止されていること，民法上の扶養義務は，原則配偶者と二親等までの親族だが，特別な場合には三親等までとされていること[3]，死体検案書（死亡診断書）を無条件で交付してもらえるのは三親等までであること[4]（それ以外は委任状が必要）などから，三親等で大きな線引きがあるといえるだろう。

　そのため，この項では法的根拠も明確な「配偶者または三親等以内の人がキーパーソンの場合」とそれ以外の場合に分けて書き進めていくことにする。

複数の親族および配偶者がキーパーソンの場合

　患者が結婚していて，配偶者が存命で，子どもがいる場合，誰もが親族として認められ，そこに法的な問題はない。経験的には，

「急変の時には，まずどなたに連絡をすればよいですか」と尋ね，帰ってきた連絡先が，キーパーソンの連絡先であることが多い。しかし，詳しくみると，日常的な世話をする人，金銭的な負担をする人，意思決定をする人と，役割分担する家族もいる。

　しかし，実際には配偶者と不仲な場合や，子どもの中でも関係の善し悪しに差がある場合もある。また，キーパーソンになるべき人が冷静になれず，その役割を果たせない場合もある。キーパーソンを誰にするかは，患者とその家族にまず，尋ねてみるとよい。

> **事例1 ▶** 乳がんで亡くなった70歳代の女性。同年代の夫，40歳代の長女，長男がいる。長女の発言力が強く，夫と長男はそれに従う意向であった。しかし，不安から激情しやすく，冷静な判断が難しい長女には，キーパーソンとしての役割を負うのが難しかった。

　女性は乳房切除術後，骨に再発したが，再発から5年以上化学療法を続け，元気に過ごしてきた。しかし，亡くなるまでの約半年，脳転移のため意思疎通が全く図れなかった。化学療法を長く続けてきた人の場合，脳転移はしばしばみられる状態である。理由は，脳を感染などから守るために存在する，血液脳関門という防御機構が，抗がん剤もブロックしてしまうからだ。

　長男から聞いた話では，女性は長女との結びつきが強く，長女は母親の死を恐れ，かなり不安定になっているとのこと。夫と長男はいずれも，長女の気が済むようにさせてあげたいと考え，支援者にはそれを伝えていた。そのため，意思疎通が図れない女性の代わりに何らかの選択をする際には，長女の意向に沿うよう支援していた。

　女性は，亡くなる1か月ほど前に緩和ケア病棟に入院し，最期を迎えている。長男によれば，在宅でみてきたが，長女が「誰も見て

いない所で亡くなると警察が来る」と考え，入院先を探し始めたという。「実際には，訪問診療の先生もよくやってくれて，なんとかすると言ってくれていたんですが。ネットでそんな情報を見て，絶対に入院させると言い出したんです」と長男は話し，傍らで夫も頷いていた。

このように，長女のいない所では，長男も夫も，長女の決定に異論があったこともうかがわせていた。やがて女性の病状がだんだん悪くなるにつれて，長女は不安定になり，理性的に説明が聞けなくなった。支援者は，重要な話は長女のみではなく，できる限り夫と長男にも同席してもらうようにした。

この事例のキーパーソンは，夫や長男の意向もあり，表向きには長女であった。しかし，実際には長女がその役割を遂行するのは難しく，夫と長男も加わり，長女の意思決定をサポートした。深く関わる人が，配偶者と子どもという近親者数人の場合では，複数キーパーソンがいても不自然ではない。キーパーソンがきちんと役割を果たせない場合は，キーパーソンを交代するより，増やす発想も力になる。

突然湧いて出てきたキーパーソン

普段一緒に暮らし，世話をしている子どもよりも，遠くに住んで時々来る子どものほうが，治療に多くを望む。このような傾向は，在宅，施設，病院…さまざまな場所でみられている。やはり，遠くにいると，日常的に進む老いや衰弱を実感できない。また，喪失感を埋め合わせる「世話」もできない。その主張があまりにも強く，混乱を極めた事例は，今も忘れられない。

さらに，家族関係というものはしばしば複雑で，医療者が把握しきれるものではない。突然発言力が強い家族が出現する可能性は，常に否定できない。

> **事例2** ▶肺がんでイレッサ®を内服し，効果がみられていた80歳代の女性。効果がなくなり，緩和ケア病棟に転院した後に，長年音信不通だった次男が来院。治療の継続を強く希望し，他の子どもや夫を押しのけて元の病院への転院を迫った。

　私が管理者をしていた緩和ケア病棟を含め，病状が悪くなる可能性が高い状況では，家族背景やキーパーソンの確認は，慎重に行われていると思う。この事前の確認により，ACPの話し合いに呼ぶ人が決まり，時機を見て繰り返し行うことで，意思決定の内容は洗練されていくだろう。

　しかし，こうしたプロセスを経ても，突然「ラスボス」が現れ，これまでの経過が破壊された経験もある。それは，家族も極力関わりを避け，普段はその存在をないものにして暮らしている，疎遠な子どもによってであった。

　支援者と交流のあった親族は，女性の夫と3人の子どもたち。夫からは，「50歳代半ばの次男がいるが，音信不通で何年も連絡をとっていない。もしもの時にも連絡はしないつもりである」と聞いていた。

　緩和ケア病棟の場合，すでにがんそのものの治療を諦めて来た方たちばかりなので，実質的なACPは始まっているといえよう。次男以外はその意思決定に関わり，了承の上，女性は緩和ケア病棟に入院していた。次男のみが，この決定を知らなかったのである。

　実は，「音信不通の家族」の話はけっこうあって，この時も，私は特に危機感は抱いていなかった。ところが実際には，突然病棟に現れ，医師に説明を求めた。いかに親族と名乗り，顔が長男とそっくりであっても，本当に次男かどうかはわからない。この時は，キーパーソンである長男に連絡し，次男が説明を求めていることを

伝えた。長男はさして驚いたふうでもなく，説明してかまわないと言った。

　そして，イレッサ®の効果がなくなって治療ができないことを本人と家族が納得して緩和ケア病棟に来た経過を説明すると，次男は激昂。「俺は聞いていない。きょうだいも父親も俺を差し置いて大事なことを決めやがった。俺は納得しない。今すぐ，前の病院に戻してくれ。治療をしないとは何事だ。人殺し」とわめくに至った。

　この時点で，長男に連絡をとって現状を伝え，できれば次男を含めた話し合いをしたいと言ったのだが，返ってきた答えは，「言い出すと聞かないので，弟の言う通りにしてください。父もその考えです。申し訳ないが，とにかく関わりたくないので」。

　いや，これは困った…。正直そう思ったが，すでに病状は悪く，日の単位の予後になっていた。移送に耐えられる状況にないことを伝えても，全く納得は得られず，元の病院に行って，一騒動起こしたようであった。その結果，元の病院から「移送が可能なら，こちらで受ける」との連絡があり，心底驚いた。絶対そんなことをする病院ではないので。いったい次男はどれだけ騒いだのだろう。

　結局，このやり取りから数日して，女性は亡くなった。前の病院への転院に向け，打合せを始めたところで，命が尽きてしまった。次男は，転院の希望が受け入れられたことで，かなり穏やかになった。また，いよいよ死が差し迫った状況になり，次男から逃げ回っていた長男や夫も，病室に詰めるようになった。

　後からわかったのは，次男は音信不通なわけではなく，これまでの行状に問題があり，家族のほうから連絡を絶っていたのであった。家族は一切女性の病気について教えていなかったが，時々様子をうかがいに来ていた次男に気づかれ，最後の最後に大騒ぎになった。

　ここまでこじれた例はめったに起こらないだろうが，世の中には，こうした爆弾を抱えた家族もいるということだ。一見穏やかな家族

だっただけに，衝撃は大きかった。これはひとつの事故のような事例で，備えるのは難しい。ただ，配偶者と子ども，きょうだいくらいまでは大まかな所在を確認しておくのは役に立つと思う。

その上で，音信不通の人がいれば，そのような人がいることは情報共有しておくとよい。配偶者と子どもの「普通の家族」だからと気を抜かないこと。家族の闇は，思ったより深い場合が少なくない。

2 ｜キーパーソンが親族でない場合

家族が多様化している，と言われても，両親が婚姻関係にある男女の間に生まれ，そのままの家庭で成長すると，それ以外の形は想像できないかも知れない。

私の場合，母が著述業で一切家事をしない人だったので，トクさんという，いわゆる住み込みのお手伝いさんが一緒に暮らしていた。実際に私を育てたのはその人のようなものである。

さらに，母は父の死後22歳年下の男性と再婚し，母の遺産の多くは，その人が引き継いでいる。彼とは10歳しか違わないので，義父という感じはしないのだが，彼に何かあれば私が後見人になる方向で考えている。

また，友人の中に，同性婚をしている男友だちや，男性から女性に性別を変更した人もいる。実際に，多様な性を生きる友人のおかげで，多様性をリアルに感じられ，感謝している。

こうした，伝統的な家族の枠にはまらない関係では，ACPにおけるキーパーソンは，どのようになるのだろうか。

事実婚のパートナーがキーパーソン

私事で恐縮だが，私が普段名乗っている宮子という姓は，私の父の姓である。母は吉武という旧姓を名乗っていたので，幼い頃から

結婚してからも旧姓を名乗るのが当たり前の感覚だった。さらに言えば，自分が結婚する頃には，選択的夫婦別姓が可能になっていると思っていた。まさか結婚して30年経ってもそれが叶わぬとは。さすがジェンダーギャップ指数が下がり続けて120位の性差別天国日本と言う他ない[5]。

　このように毒づきながらも，私が事実婚を選ばないのは，命に関わる場面での意思決定に不安があるから，という理由が大きい。

　例えば，私の育ての母ともいえるトクさんは，私が家を出た後も母と暮らし，85歳で姪の家に行った。最後までお世話をしたいと思っていた私たちにとってはショックな別れだったが，1年ほどで消化管出血で急死した際，最終的にDNARを決めたのは親族だった。それはトクさんの意思でもあったわけだが，もし私たちと住んでいたら，キーパーソンとみなしてもらえたかどうか，心許ない。

　伝統的な家族のありように こだわる日本社会において，親族以外がキーパーソンとなるのは，未だハードルが高いと感じている。一方で，特に問題なく経過している例も見てきた。

> **事例3** ▶ 70歳代で慢性疾患のため亡くなった男性。離婚歴はあるが子どもはなく，20年以上同居している事実婚の女性がいた。入退院を繰り返す中で，女性はキーパーソンとして男性の親族（きょうだい）や支援者から認められ，看取りから葬儀まで，配偶者と同等の役割を果たした。

　この例は私が個人的に知っている例なのだが，類似した例は看護師としてもいくつか経験してきた。患者にその時点で法律上の配偶者がおらず，親族から異議の申し立てがない場合は，事実婚であっても，まず，キーパーソンとして問題は生じないと言っていいだろう。

以前は，死亡診断書の交付が認められなかったようだが，今は可能になっているようだ。選択的夫婦別姓は認められない一方で，事実婚の配偶者に認められる権利は拡大しているように見える。現在，同性婚に代わるものとして導入が進んでいる自治体レベルで発行する「パートナーシップ証明書」を，異性のカップルに広げる動きもある[6]。

　一方，同性同士のカップルの場合は，現在の日本では同性婚が認められていない。そのため，公的な結びつきとしての「パートナーシップ証明書」はより意味のあるものとなろう。ただし，配偶者がおらず，親族がこの関係を認めていれば，キーパーソンとなるのに大きな問題はないのは，事実婚の場合と同様である。

　何より大事なのは，患者自身の気持ちであり，互いの同意である。患者は，いざとなったら自分の意思を代行してくれる人をキーパーソンと指定してよい。支援者も，その意思を尊重するのが当然であろう。

　一方で，三親等以内の親族が存命の場合，本人の気持ちにおかまいなしに関わってくる場合も考えられる。その場合の対応についても，患者自身の意向を聞き，可能な限り本人から親族に伝えておけるとよい。

単身で親族と疎遠な人のキーパーソン

　単身で，いわゆる身寄りのない人が，仲の良い友人をキーパーソンにしたいと希望する場合がある。その願いはなるべく叶えられるとよいが，その際，どこまで立ち入ってもらうか，明確にする必要がある。お互い元気な時には親しくとも，体調が思わしくないと，いろいろと難しいことも起きてくる。

　弱気になった患者から多くを求められた友人が，疎遠になることもあった。血縁よりも友人との関係が深かった人が友人を失うのは，

とても痛ましい。やはり，適度な関係が維持できるよう，冷静な目で見る人も必要である。

> 事例4 ▶ 脳出血で言語障害や麻痺が残った60歳代の女性。発症前は，気の合う独身の女性3人で近くに住み，毎日のように交流してきた。これまでにも怪我で入院した時など，留守宅をみたり，身の回りのものを届けたりと，協力し合ってきた経過がある。しかし，症状の改善がみられず，今後の方針が決まらない中で，友人ふたりは，関わり方に悩み，疎遠になってしまった。

　入院当初は，「何かの時には助け合おう」という約束を大切にし，足繁く面会に来ていたふたりだった。病状の説明も本人と友人ふたりで聞いた。他の親族とは疎遠で，全く関わりがないため，支援者も友人ふたりをキーパーソンとみなしていた。

　しかし，症状の改善がみられず，本人もいらだつことが増えると，多忙を理由に病院に来ない日が増えていった。また，貯金の引き出しなど，お金に関することを依頼されたのも，負担になったようである。

　本来であれば，友人ふたりが現実的な支援には関わらず，なるべく精神的な支柱になってもらうようにするのが，妥当だったのではないか。特に友人関係の場合は，どこまで実務的なことをしてもらうか，あるいはしてもらわないかを，明確に決める必要がある。

　キーパーソンだからといって，すべてを請け負わなければならないわけではない。

3 ｜ キーパーソンがいない場合

　私が精神科訪問看護で関わる利用者には，地域の支援者と医療者

以外との関係が，ほとんどない人もいる。そのような人では，誰がキーパーソンになるのだろうか。多くの支援者が，身体的な状況が悪くなった時を考え，焦りを感じると思う。私も毎回そのような気持ちになるのだが，振り返ると，なんとかなっている。そんな印象が強い。

　こんな表現は不謹慎かも知れないが，決めようとしなくても，決まっていく。なぜなら，病状が悪くなるにつれて行動範囲は狭まり，選べる選択肢は少なくなる。その人を見送り，すべて終わると，「私はなぜ，もう少し成り行きに任せられなかったのだろうか」と思う。そんな後味を何度か経験してきた。

（強いていえば）福祉担当者がキーパーソン

　そのような事例のうち，本人が積極的な治療を希望せず，最終的には，本人の希望通り自宅で穏やかな最期を迎えた事例についてお話ししたい。

> **事例5 ▶** 20歳代から統合失調症を患う70歳代の男性。ひとり暮らしを続けてきたが，慢性肺気腫のため在宅酸素療法が必要になり，心不全も繰り返すようになった。「家で死にたい」が口癖で，身体症状が悪くなっても，入院は拒否。ケアマネジャーが中心になって居宅支援を充実させ，最終的には，自宅で亡くなっているのをヘルパーが発見。後の始末はすべて市の福祉担当者が行った。

　男性は，精神科に通院し内服も継続していたが，慢性的な妄想は全く取りきれず，支援に入るヘルパーや訪問看護師，ケアマネジャーにも，「あいつが来ると財布から金がなくなる」などと，被害妄想を口にしていた。それでも，部屋にあげてもらえる間はケアを行い，拒絶されると別の人に交代する。精神症状は横目で見て，

敢えて重きを置かない形で，ケアを行っていった。

　心肺機能がどんどん低下していくのは明らかで，月の単位で悪くなっていた。遠からず来るだろう急変時にどこまでの治療を希望するかを明らかにしなければならない。私は，参加した担当者のケア会議で，「かなり肺は弱ってきていて，入院して治療が必要になるかもしれません」と話してみた。すると，彼は顔を真っ赤にして首を振り，「とにかく入院はしたくない。絶対ここ（自宅）にいる。死んでもいい」と答え，それ以外の希望はないと断言した。

　この意向は，通院している病院の主治医にも伝えられ，外来受診時に，今後の方針が文書化された。今から10年前のことで，定型の書式はなかったが，今後の治療は在宅を基本にすること，入院しての治療は一切希望しないことが明記されていた。ただし，家を訪れた支援者がまだ息がある状態で急変しているのを見つけた時は，病院に連絡し，対応を決めることとしていた。

　男性は，ある日の夜中に息絶え，朝来たヘルパーに発見された。ヘルパーはケアマネジャーに連絡し，指示されて警察と消防に通報した。すでに硬直していたため，消防は搬送せず，警察対応となった。ケアマネジャーが間もなく到着し，ヘルパーと共に警察に状況を話した。

　この例では，意思決定に関わるキーパーソンはいなかったが，本人が自分の意向を明確に言っていたので，それに沿う形になった。その意向は，「○○してほしい」という肯定的な表現ではない。「とにかく入院はしたくない」という，否定的な，それだけに強い意思表明であった。

　男性は生活保護を受給しており，死後の後始末は，その担当者が引き受けてくれた。この福祉担当者がキーパーソンに一番近い存在だったと思う。ちなみに，もし救急車で病院に行くような事態になる場合，支援者は救急車には同乗せず，福祉担当者に入院を知らせ

ることになっていた。実際にはそのような事態にはならなかったのだが，救急時などの役割分担をきっちり決めておいたのは，支援者が不安なく援助に入る上で，大事なことだったといえる。

　そして，男性は蘇生を希望しなかったが，希望をしたとしても，肺の状態から見て，延ばせた時間はわずかだっただろう。成り行きは決めるまでもなく決まっていたともいえ，男性が願ったように家で亡くなったことは，支援者の中で肯定的に振り返っている。

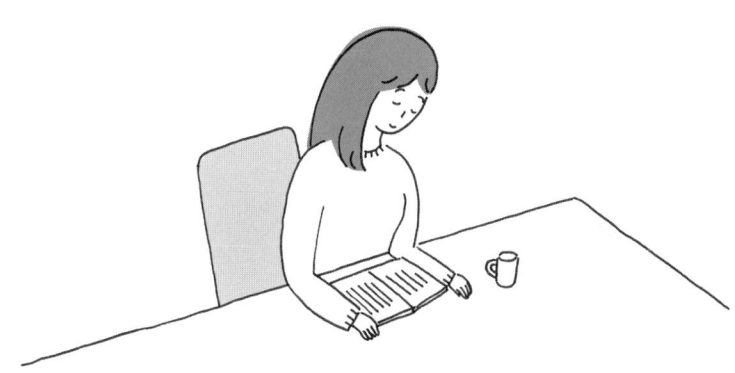

3.3

急激に悪化した時の対応を決める

　ガイドラインの基本的な考え方③（⇨p.87）には，「人生の最終
段階における医療・ケアにおいては，できる限り早期から肉体的な
苦痛等を緩和するためのケアが行われることが重要です。緩和が十
分に行われた上で，医療・ケア行為の開始・不開始，医療・ケアの
内容の変更，医療・ケア行為の中止等については，最も重要な本人
の意思を確認する必要があります。確認にあたっては，適切な情報
に基づく本人による意思決定（インフォームド・コンセント）が大
切です」とある。急激に具合が悪くなった時をイメージしておかな
いと，せっかく「医療・ケア行為の開始・不開始，医療・ケアの内
容の変更，医療・ケア行為の中止」について決めておいても，水の
泡になりかねない。

　この項も，Part 2の「どのような経過をたどって人は死ぬか」
（⇨p.38）と同様に，がんとそれ以外の疾患で大きく異なるので，2
つに分けて述べていく。

1 ｜ がんで亡くなる場合

　がんという病気の特徴は，進行すればいずれ死に至ることを，本
人も周囲もある程度理解はしている，という点である。少なくとも，
医療・看護を提供する側はそれを理解しており，「進行すればいず
れ死に至る」前提で話すことについて，少なくとも社会的に非難は
されない。酷な言い方になってしまうが，他の疾患に比べて，がん
の場合は，病気や死について話しやすいともいえるのだ。

年単位の経過で悪くなる場合

　私事で恐縮だが，私の母は慢性骨髄性白血病を患った。この病気は，グリベック® という内服の抗がん剤（分子標的薬）が発売されて以降，劇的に予後が改善し，8年生存率が90%を超えるともいわれている[7]。母の場合，80歳で亡くなった際，慢性骨髄性白血病は治療開始から3年程度。こちらの病気は完全寛解の状態だったが，膠原病が悪化し，命とりになってしまった。

　慢性骨髄性白血病は，治療成績がよくなった白血病の中でも，特に長生きできる白血病だといえる。しかし，中にはずっと抑えられていた白血病が突然悪くなる場合がある。これは「急性転化」とよばれ，慢性白血病からたちの悪い急性白血病に変化する病態で，今のところ抗がん剤の効果は限定的である。この段階になったら，いずれ急激に病状が悪化すると考える必要がある。

　このように，数年〜10年の単位で考えられるがんは，他にもある。私がこれまで臨床で見かけたのは，手術後20年を経て再発した腎臓がん，5年で骨に再発してから10年生存した乳がん，エタノール注入などの局所的な治療を継続して5年以上生存した肝臓がんなどであった。このうち肝臓がんについて取り上げたい。

> **事例1** ▶肝臓がんで亡くなった60歳代の男性。アルコール性肝障害をベースに肝臓がんを発症。肝臓内に複数病変があったため，手術はせず経皮的エタノール注入療法と肝動脈塞栓術を併せて行った。治療への反応はよく普通の生活を続けていたが，5年経った頃から，肝機能ががくんと低下。肝性脳症を繰り返し，食道静脈瘤からの出血もみられるようになった。

　この男性の場合，病気に少し詳しい人間であれば，短期的な治療経過がよくても，いずれは確実に亡くなるのはわかっている。そし

て，亡くなる場合は，がんに特徴的な，ある時期から病状が急速に
進み，一気に悪くなる形をとる可能性が高い。

　幸いなことに，この男性は，肝臓がんに直接針を刺してエタノー
ルを注入してがんの消滅を図る経皮的エタノール注入療法と，がん
を栄養している血管を塞いでがんを消滅させる肝動脈塞栓術が効果
を現した。そのため，がんが一気に広がることはなかったものの，
肝臓自体が弱っていった。逆に考えれば，肝臓全体が弱るまで，が
んを抑えられたともいえ，ほぼ限界まで命を延ばした，「成功例」
だったといえる。

　この男性に限らず，肝臓がんは肝臓内の再発が多く，他の臓器へ
の転移が少ない特徴がある。したがって，最終的に命を奪うのは肝
不全である可能性が高い。肝性脳症はその典型的な症状で，意識障
害が起こる。この他，感染や出血なども起きやすくなる。男性のよ
うに肝硬変を合併している場合は，食道静脈瘤ができ，大量出血で
一気に亡くなる場合もある。がんの場合は，病変がどこにあるかに
より，今後起きる症状がある程度予測できる。支援者は可能な限り，
どのように悪くなるかをイメージし，情報を共有しておくとよい。

　この男性の場合は，考えられる急激な悪化は，大量出血，肺炎な
どの感染症，肝性脳症によって引き起こされる可能性が高い。この
条件で，私がもし方針を決める立場にあれば，①大量出血に対して
は積極的な止血は行わず，行うとしても輸血のみ，②感染症に対し
ては，出血，脳症が落ちついていれば抗菌薬投与，③肝性脳症に対
しては，出血が収まっていれば点滴程度の治療までは行う。このよ
うな方向で考えると思う。

　長く治療を行い，その効果があった人の場合，本人も周囲も，い
ずれは死ぬと頭で理解していても，本音では納得できない気持ちに
なっている場合が多い。最初から何もしない選択をするのは難しく，
するならばどこまで，とリミットを決めておくのが現実的と考える。

月の単位，週の単位でどんどん悪くなる場合

　がんがかなり進行してから見つかった場合，がんの種類によって
は，一気に病状が悪くなるところからの関わりになる。乳がん，大
腸がん，卵巣がんなど効果的な抗がん剤があるがんなら，そこから
でも年単位の延命が可能な場合もある。しかし，膵臓がん，胃がん，
肺がんなどでは難しい。時には月の単位もなく，週の単位で悪くな
り，一気に亡くなる場合もあった。

　例えば，早期に乳がんとわかりながら，極端に西洋医学を嫌がっ
て治療をしなかった女性がいた。女性が病院に来た時には，がんの
あるほうの乳房は自壊し，皮膚は広範に壊死していた。患側の腕は
リンパ浮腫で固まり，動かすことができない。その状態で入院して
きた女性は，1週間で亡くなった。あれからかなりの時間が経つが，
当時の光景は記憶にしっかり刻まれている。標準治療の大事さを痛
感し，民間療法のみに頼る怖さを感じた事例であった。

　ここまで極端な例でなくとも，症状を見過ごし，進行して見つか
る人もいる。比較的若い年齢で急な転機をたどった女性の例を取り
上げてみたい。

事例2 ▶過食による肥満を気にして食事制限を始めた，うつ病の
40歳代女性。順調に体重を落としていたが，ある時期から急激
にやせが進み，お腹の張りが気になるようになった。近くの内科
クリニックでは，消化剤に加え，便秘に対して下剤が処方される。
ある日，通院している精神科の訪問看護師が腹部を触診し，腹水
を疑う。別の消化器内科クリニックを経て大学病院を紹介され，
スキルス胃がんと確定。在宅で緩和ケアを受ける運びとなった。

　精神科で長く働き，この女性のように，不運な偶然が重なって発
見が遅れる例をいくつも見てきた。うつはがんと並んで体重減少を

来たす疾患である。女性の場合は，うつあるいは抗うつ剤によって
むしろ過食傾向となり，体重が一気に増加した。それをコントロー
ルするため食事制限をしたわけだが，それががんによる体重減少を
見えにくくする要因となってしまった。

　ひとり暮らしで頼りになる身寄りがなかったため，すべて病状の
説明は本人に行われた。精神状態は落ちついており，受けた説明は
すべて理解していた。この女性に限らず，大病をした際，精神疾患
が落ちついたように見えるのは，よくあることだ。もちろん，精神
疾患があればその病状を把握しなければならない。しかし，精神疾
患があるから，事実を伝えないというようなことは，やはりあるべ
きではない。実際，多くの場合は知らせてもなんとかなるものだと
お伝えしたい。

　この例では，抗がん剤の治療が行われ，本人も「できる限り長く
生きたい」と希望していた。一方で，「あと半年で誕生日なんだけ
ど，そこまでは無理そう」と静かに微笑むなど，淡々と状況を受け
とめているように見えた。

　女性は，動くのがつらい状態だったため，末期がんを対象とした
介護保険を使ってヘルパーの支援を受け，訪問診療も導入された。
病気の悪化が早い可能性が高く，とにかく早急に生活できる環境を
つくる必要があった。

　急変時の方針については，スキルス胃がんと説明された時点で，
抗がん剤はできるだけやってもらうが，進行してそれが不可能に
なったら中止すると話され，了承していた。その上でなるべくつら
い症状は取ること，病気が進行して悪くなったら，蘇生は希望しな
いことなどを了承され，主治医からの説明は，文書化されてすべて
持ち帰っていた。

　このように，がんで治療を受けている患者さんの中には，主治医
から今後の成り行きまで話され，それが文書化されている場合も増

えている。こうした場合では，その文書を情報として共有し，気持ちに変化がないか確認していく形がよい。実際，この時期になると，与えられた選択肢はわずかである。意思確認は必要だが，それは病状悪化の事実を繰り返し突きつけることでもある。最低限の確認で済ませる配慮も必要である。

2 | がん以外で亡くなる場合

前項「がんで亡くなる場合」で，私は，がんという病気の場合，「『進行すればいずれ死に至る』前提で話すことについて，少なくとも社会的に非難はされない」と述べた。これは逆に，がん以外の病気については，非難されることがありうる事実を指している。実際は，進行すれば治らず，死に近づいていく病気はがん以外にもあるのだが，未だがんとそれ以外の病気で，感じ方は大きく異なっている。がん以外の病気の場合，病状悪化についての話を出しにくい難しさがある。

急性の悪化を繰り返しながら悪くなっていく場合

若い頃9年間働いた内科病棟には，慢性肺気腫，慢性気管支喘息などによる慢性呼吸不全などの患者が多かった。中には，70歳代になる頃から飲み込みが悪くなり，誤嚥性肺炎を繰り返す人がいる。

最初の何回かは抗菌薬の点滴で回復するが，年を重ね，呼吸機能が落ち，全身の体力が低下してくると，なかなか治らなくなってくる。やがては，一時的に人工呼吸器を使わないと救命できない状態になり，肺炎を繰り返すたびに呼吸機能が落ちていく。

このように，急性の悪化を繰り返しながら徐々に悪くなっていく病状について考えてみたい。

事例3 ▶ 重喫煙者だった70歳代半ばの男性。60歳代後半に慢性肺気腫と診断がつき，数年で在宅酸素療法が必要になった。当初は酸素ボンベを携行して外出もできていたが，徐々に呼吸不全が進行。70歳代になり，自宅での生活がやっとになった。この頃から食べ物でたびたびむせ，肺炎を起こす。抗菌薬への反応も悪くなり，肺炎の悪化から換気ができず，人工呼吸器を装着して，なんとか危機的状況を乗りきるようになった。幸い数日で呼吸器は離脱し，その都度退院して自宅には戻れている。しかし，こうした一時的な悪化の後は，さらに呼吸機能が落ち，自宅での生活範囲が狭まっている。今はトイレ歩行がやっと。入浴は，同居している息子夫婦が手伝っている。

　人工呼吸器をつけてその場の危機は乗りきっても，それ以前の状態よりは少しずつレベルダウンしていく。その成り行きが見通せるようになると，本人も周囲も，見通しが決して明るくない事実に気づく場合も多い。この男性の場合も，だんだん生活範囲が狭まり，常時呼吸苦が出現するようになると，「もう，よくなってもたかが知れている。二度と呼吸器はつけたくない」との言葉も聞かれるようになった。

　しかし，退院して家で何か月か過ごした後に肺炎で再入院すると，意思確認どころではない。付き添ってきた子どもたちの希望で人工呼吸器をつけ，最悪の状態を脱し，また同じことが繰り返される。結局，これを何度も繰り返した後，呼吸器をつけた状態で心停止。そのまま亡くなった。

　当時20歳代だった私は，今よりも受け止め方が直球で，「もう，二度と呼吸器はつけたくない」と言っていた彼の言葉にかなりこだわった。成り行きで呼吸器がついてしまう流れが納得できず，何度

目かの入院の時，同居している40歳代の息子に尋ねてみた。「お父様，以前『二度と人工呼吸器はつけたくない』とおっしゃっていたのですが，今はどのように考えていらっしゃるのでしょうか。不本意な形になっていたら申し訳ないという気持ちがあり，気になっているのです」。

　この時の息子の答えは，印象深い。「家に帰ると，父は何も言いませんでした。苦しくなると，『病院に電話してくれ』と言うので，そのようにしています」。これに続いた話を要約すると，人工呼吸器をつけるまでの苦しそうな様子，状態が落ちついた後の衰え方を見ると，息子をはじめ集まった親族は皆，これを繰り返していくことの意味を考え，沈痛な雰囲気になるのだという。しかし，当の本人は，家に帰ると，明らかに弱った身体を嘆きながらも，日が経つとそれにも慣れるのか，穏やかに暮らしているのだそうだ。

　「結局，『病院に電話してくれ』というのが，悪くなった時の父の気持ちなんだろうと思って。それを言わなくなったら，その時考えようと思っています」。結局，男性は最後の入院の時も，「病院へ」と言い，運ばれてきた。最後は外来で亡くなり，病棟には上がって来なかったのだが，手を尽くして亡くなったことに，親族はとても満足していたと聞いている。

　この例は1990年代の事例で，まだACPという言葉が出てくる前の話である。内科病棟では，類似する経過をたくさん見てきた。この時期には，「今度また肺炎が悪くなったら，人工呼吸器をつけますか？」などと患者や家族に尋ねることは，まず考えられなかった。この男性も，同様である。

　この例を振り返った時，どのようにすれば，急激に悪化した時の対応を決めておけたのだろうか。ある程度は元気なところから急に悪くなった場合，人工呼吸器をつけるのは，今も当然と思う。患者や家族に対し，一度も経験していないことについて尋ねるのは，イ

メージもできず，真意を聞くのは難しい。

　やはり，まだ元気なうちにその人の死生観について聞いておき，悪くなっていく過程で，必要なら具体的に聞いていく，という形がよいのではないか。この男性の例であれば，キーパーソンである同居の息子が，「『病院に電話してくれ』というのが，悪くなった時の父の気持ち」と語っている言葉から，ACPという形はとらなくとも，本人の気持ちを察した親族が，望んだ医療を可能にしていたと考える。

　患者の気持ちは，苦しければ諦めたくなる一方，一山越えると，まだしばらく行ける。そんな変化をたどりうるものだと思う。いったんは呼吸器装着はしないと決めても，後に変わる可能性はいくらでもあると考えなければならない。

　医療のあり方として，仮に過剰な救命をすることがあっても，救命の希望を見落としてはならない。人の判断には，迷いや間違いがどうしてもついて回る。だからこそ，間違い方を間違えないようにしたいものだ。

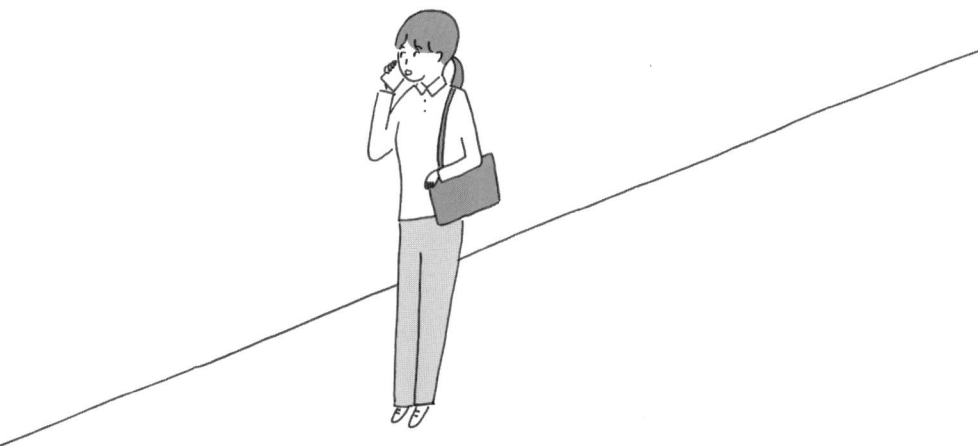

どこで，誰に看取られるか

　前項では，急激に悪化した時にどこまで積極的に治療をするのか，その方針決定を中心に考えてみた。この時，併せて考える必要があるのが，看取りの場所と誰が間に合えばよいかの2点である。

1 ｜ 最期を病院で迎える場合

　「病院より家で最期を迎えたい」。そのように希望する人は，以前よりは増え，在宅で受けられる医療も少しずつ充実してきている。一方で，やはり最期の時には病院で，と考える人もいて，「家で死ぬこと」をあまり神聖視するのは妥当でないと考える。

　病院で最期を迎える典型的な例として，最後まで治療を希望する場合と，人を頼らない意志が強い場合について取り上げたい。

最後まで治療を希望する場合

　病状の進行や加齢によって明らかに状態が下り坂で，この先悪くなったら，何をしても助からないだろう。何度か悪化と回復を繰り返す患者を見ていると，そのような境目に立ち会うことがある。ところが，本人や周囲は，これまでもいったん悪くなっても良くなってきたのだから，今度も大丈夫だろうと思っている。そんなケースも少なくない。

　このような場合，病状が一段進んだことを皆で確認し，今後の方針を再度決め直す機会をもつのは妥当だと考える。ただし，まだ死について考えられない本人や近しい人たちを，無理に諦めさせるよ

うな態度は厳禁である。ACPで何より大事なのは，病状の悪化と本人の死への感覚が，正比例すると思わないことだ。

　冷静にみれば，病状が進み死が近づくほどに，恐怖を感じ，それを度外視する人は少なくない。「ここまで悪くなっても，死ぬとは思わないのだな」と，改めて人間が生きる力を再確認する機会もあった。この女性も，そのひとりであった。

> **事例1** ▶ 高血圧と糖尿病がある80歳代の女性は，70歳代後半から心筋梗塞，脳出血などさまざまな病気を併発した。しかしその都度，ADLが少しずつ低下しながらも回復し，夫や子どもに支えられ，自宅で生活していた。肺の機能も低下し，在宅酸素を導入。誤嚥性肺炎を繰り返しながら，徐々に全身状態が悪化している。女性は，元気なうちは「もう年だから，お迎えが来たら喜んでご一緒する」と言って大笑いすることがあった。しかし，弱るにつれてその言葉は聞かれず，「家になるべくいたい」と言いつつ，調子が悪いと「救急車を呼んでほしい」と希望していた。

　女性は徐々に心不全が進行し，動けなくなっていった。悪化が顕著になった時点で，家族には，予備力がなくいつ急変しても不思議はないこと，次に急変したら，今までのように気管内挿管を含む救命処置をしても効果は期待できないことが，医師から説明された。

　この時家族から，本人には絶望的な話は聞かせたくない，との希望があった。また，本人からは生きたい気持ちが強く見てとれ，具合が悪くなると「救急車」というのは変わらない。家族としては，無駄なのではないかと，かえって苦しめるのではないかと考えるが，やはり本人を説得してやめさせる気持ちにはなれない。したがって，悪化時は救急車で病院に連れて行き，実際にどこまで救命処置をするかは，病院到着時に医師と相談して決めたい。これが家族の意向

であった。

　このように，敢えて方針を決めずに終わるACPもあってよい。ただし，病院で救命処置を行う可能性があるとした上で，以下の4項目を明らかにしておくと，いざその時が来た際，より意向に沿った対応が可能になるだろう。

❶可能であれば，本人に意思確認をするか。
　しない（できない）ならば，誰が代わりに意思決定するか

　実際には，救急搬送が必要な状況で意思確認をとるのは難しい可能性が高い。それでも，最後まで本人の意思確認がとれればとるのか，家族に確認しておくのが望ましいと考える。

　また，意思決定の代行については，誰かひとりに一任すると決めておいても，いざとなると合議が必要になる場合が多い。この事実を伝え，すぐに集まれない場合を想定し，緊急時の連絡先をお互いに確認してもらうなど，合議に備えてもらうよう促しておく。

❷亡くなる場合も考え，誰を立ち会わせたいか。
　死に目に間に合わない場合，どのようにするか

　もちろん，当事者の気持ちは大事であるが，遠方から来る人がいる場合，希望に添えない場合も十分ありうる。亡くなるとしたら病院であり，軽い心臓マッサージなど儀式的な蘇生で，死亡宣告を延ばすことは可能であろう。また，医師によっては，到着を待って死亡宣告をする場合もあるが，厳密に判断する医師もいる。可能な限り，間に合わないことがあると覚悟してもらうのが無難なのは確かである。

　この時大事なのは，支援者自身が「親しい人に看取られることが望ましい」と思いすぎないことである。親しい人や家族がそのように考えるのであれば，その気持ちは受けとめなければならな

い。しかし，望んだようになるとは限らないのが人の死である。亡くなるその瞬間誰がいるかに焦点を当てるより，そこに至るまでの間に，なるべく一緒の時間を過ごすことに重点が置かれるよう，関わりたい。

❸病状悪化時の連絡先を決めておく

　今は，入院施設のある病院の外来にかかり，いざとなったらそこに入院する，という形がとれる人は少なくなった。悪化時の入院先は決まっていても，普段は別のかかりつけ医にかかっている場合も多い。状況によっては，訪問診療を受けている場合もあるだろう。

　最終的に救急車を要請するにしても，病状が悪くなった際にまずどこに連絡するのか，明らかにしておく必要がある。例えば，かかりつけ医や入院先の病院への連絡が必要かどうか。実際に急変してしまったら，すべてすっ飛ばして救急車を呼ぶかもしれない。だとしても，決めておくほうが，本人や支援者の安心につながる。

❹予定の病院に行けない場合に備えておく

　いざという時には入院できる予定だった病院も，満床なら入れない。その場合は，救急隊が交渉し，別の入院できる病院を探す可能性が高い。入院先がこれまでと異なる場合，新たに病状やACPの経過について，説明が必要になってしまう。対策として，かかりつけ医から紹介先を空白にした診療情報提供書をもらっておくとよい。

　ただ，病状に変化があると更新が必要になる。有料なので，その時の備えとして新たなものをもらうのは，負担が大きいと思う。最新の内容は親族が別紙に書き足し，診療情報提供書と一緒に準

備しておくとよい。

　また，すぐにでも心肺蘇生をしなければならない場合，第三次救急の病院に自動的に運ばれ，搬送先の病院が選べない可能性がある。自宅でこのレベルの病状だった場合，そこまでの救命処置を希望するのか。結論を先延ばしにしている例では，これを決めるのは至難の業であろう。しかし，ここを決めておけると，「助からないのに苦しめてしまった」後悔を，多くの親族がもたずに済むのは確かである。

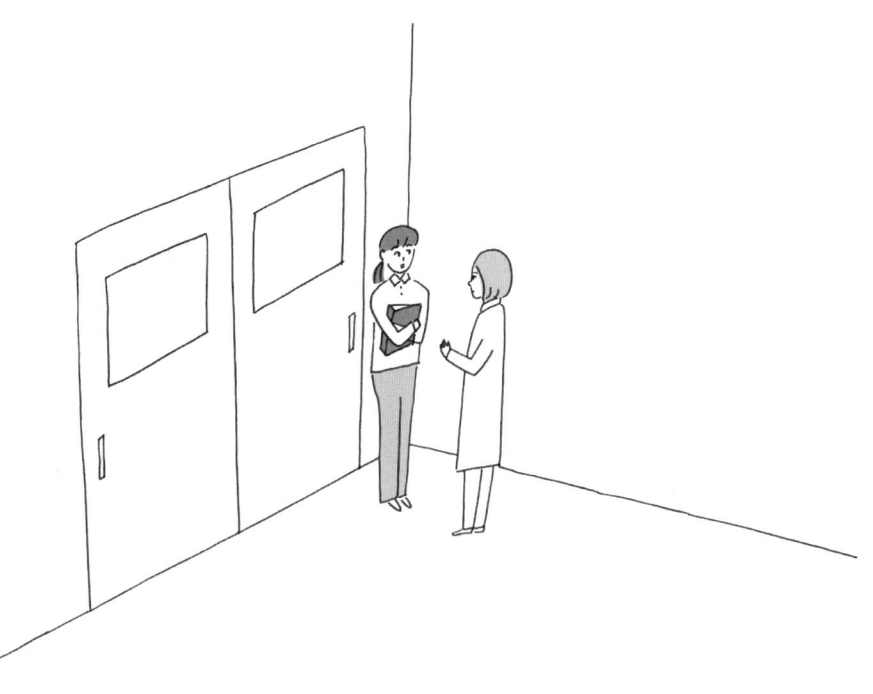

人を頼らずに生活したい場合

どこまで治療するかを決める時に，まず自宅で過ごすことを最優先にして，その範囲でできる限りのことをしてもらう。そのような考え方もありうる。実際，家でできる治療も，かなりバリエーションが増えた。恐らくこれからも，増えていくだろう。

例えばがんの疼痛コントロールの場合，在宅でできることといえば，長らく内服と座薬に限られていた。それが，パッチができ，持続皮下注射が可能になり，これによって，最後まで自宅で過ごすことも可能になった。

ただし，緩和医療のみではなく，病気そのものの治療を希望する場合，在宅で可能な治療に限ると，結果的に病状改善を諦めることになりうる。この点は，十分理解した上で選択してもらう必要がある。

事例2 ▶ 大腸がんで手術をした60歳代の女性。遠位リンパ節への転移が多く，術後の化学療法を勧められた。自宅で仕事をしながら，高齢の両親や猫2匹と暮らしていた女性は，親や動物の世話を理由に，「自宅で過ごせる範囲で十分な治療を受けたい」と希望。具体的には，週1回程度の通院で可能な化学療法を行った。1年半経ち再発した際も，希望は変わらず。元気なうちに両親を老人ホームに入れ，動物のもらい手を探し，すべてが完了してから，緩和ケア病棟に入り，そこで亡くなった。

女性は，両親が認知症で，近い肉親は他になく，相談する相手は誰もいない状況だった。病気については十分調べ，医師からの説明も積極的に聞いた。その結果，stage Ⅲで再発の可能性が高いことを覚悟し，残された時間で自分が亡くなった後への備えに注力すると意思決定したといえる。このように自分で決める力があり，極端なほど人を頼りたくない人のACPについては，どのようにあれば

よいかを考えてみたい。また，高齢の親の位置づけや，動物への対応について，独特の問題があったので，これについても触れる。

❶自分で決めるための情報提供に努める

この女性のように，徹底的に自分のことは自分で決めたい。そういう人にとって，自分が望まない人から，あれこれアドバイス的に話されるのは，はっきり言って苦痛に違いない。求めがあった時に情報提供する。この姿勢が望まれる。

必要な情報は，まず大腸がんの治療と予後についての詳細かつ最新の情報であった。女性は，ネットでの情報を携えて医師に質問し，医師のアドバイスを積極的に得た。それにより，自分の病気の予後が決して楽観できないことを受け入れ，死亡にも備えておくとの決断をした。

女性は，決して治療を投げやりに諦めたのではない。ただ，自宅で少しでも長く過ごすことを希望し，それを優先することを選んだのである。だから，日帰りでできる治療であれば通院して受け，なるべく効果のある治療を受けたいと考えていた。

❷必要になる支援をイメージし，支援者で情報を共有しておく

女性の場合，高齢の両親はADLが自立していたため，介護保険の適応ではない。また，経済的に余裕があったため，有料老人ホームへの転居がすぐに決まった。しかし，両親が要介護であった場合，経済的に余裕がなかった場合は，介護保険も使っての施設入所の道を探る必要も出てくる。この場合は，両親につくであろう支援者にも協力を得る必要がある。

また，女性は自立した生活を送り，すべての準備を終えてから，緩和ケア病棟に入院するという選択をした。しかし，病状によっては，女性自身が介護を受けながら自宅で暮らす期間が生じた可

能性もあり，これについても，イメージしておく必要はあった。

　実際に受けられる介護に関する情報は，自治体ごとの違いもあり，なかなかわかりにくい。必要な支援についてイメージし，支援者の間で情報共有しておくとよい。

❸高齢の親への対応をどうするか

　女性は自分がこの世に置いていかねばならない高齢の両親を不憫に思い，少しでも良い環境の施設に入れたいと奔走していた。本来であれば，両親は唯一の肉親として，意思決定にも参加しうる立場ともいえる。しかし，女性自身がそれを望まず，生前に支援者が両親と連絡をとることはなかった。

　女性は，両親については自分が行ける間は老人ホームに面会に行き，別れは済ませていると言い，死去してからの連絡でよいと話していた。死後の段取りを任せているのは，弁護士をしている友人で，危ない状態になったらその人に連絡するよう，緩和ケア病棟の担当者に話していた。

　「家族もまた看護の対象である」という看護の原則に沿えば好ましいあり方ではないかもしれない。しかし，明らかに，立ち入ってほしくないとの感情が伝わり，支援者からは何も言えなかった。女性の強い意志を思うと，あれ以外のやり方は思い浮かばない。

❹動物への愛情を理解する

　この事例で印象に残っているのは，女性の動物への深い愛情である。独身できょうだいもいなかった女性は，高齢の両親と暮らしながら，猫2匹に深い愛情を注いでいた。痛みが強くなり，緩和ケア病棟への入院を決めたのは，この2匹をシェルターに預けた後であった。

私事であるが，私も常に猫と暮らしているので，女性の気持ちは痛いほどわかった。私も彼女の立場であったら，とにかく猫をなんとかしたいと思うだろう。実際，両親の行き先よりも，猫の行き先を探すほうが手間取っていた。最終的には，1匹100万円で引き取るシェルターを見つけ，そこに委ねたと話していた。

　私は主にこの猫の行き先探しの話を聞く立場だったのだが，自分の病気についてのきっぱりした決断に比して，とても揺れ動いていたのが印象的であった。「親の心配はわかってもらえても，猫の心配はわかってもらえない」「猫より自分を大事にしなさいと言われても，猫の行き場は決めなくちゃ」。女性の言葉は1つひとつもっともであった。

　がんの痛みに耐えながら両親を送り出した後，猫2匹と暮らしていた彼女の気持ちを思うと，泣けてきてしまう。自分を含め，動物を深く愛する人間には，ちょっと狂気じみたところがあるのかもしれない。

　しかし，だからこそ，さまざまな取捨選択の可能性を含むACPにおいて，動物と暮らす人には特に注意が必要である。仮に猫より人間を優先するつもりがなくとも，そう見えてしまう場合がある。なぜなら，自分が世話をしている猫の行き先は，自分が決めないわけにはいかないのだから。

　動物を飼うひとり暮らしの人は，時代が下るにつれて増えている。このような問題は，この先ますます増えていくと考えられる。

2│最期を自宅で迎える場合

　「とにかく病院では死にたくない」「死んでもいいから家にいたい」。そのように言っている人の中でも，いざ症状が強くなると，入院を希望する例も多い。しかし，中には一切の治療を拒否し，原

因がわからないまま自宅で死を迎える人もいる。

一切治療をしないと決めた場合

　元々体調が悪く，生活支援を受けながら暮らしている人が，さらに具合が悪くなり，はっとする場合がある。受診を勧めても本人の承諾が取れない場合，どのように対応すればよいだろうか。

> **事例3** ▶ 認知症のある，100歳を目前とした女性。かつては統合失調症を患いながらも子育てをし，老いては認知症となった。配偶者は他界。70歳代の息子ふたりも精神疾患があり，自宅で3人で支え合いながら生活してきた。数年前から女性は寝たきりとなり，息子ふたりが介護してきた。老衰が進み，食事がとれないことに対し訪問診療の主治医が補液を勧めるが，本人は拒否。医療的な提案については，首を振り，ひたすら「No」の意思表示のみが戻ってくる。徐々に意識レベルも低下。このまま家で亡くなる可能性が高い。

　介護される人もする人も精神障がい者という例は，決して珍しくない。病歴を聞くと，本人も息子ふたりも幻覚・妄想などの陽性症状が強い時期もあったようだ。しかし現状では，女性は意思の疎通が徐々にはかれなくなっており，息子ふたりは若干奇妙な印象があるものの，年齢より少し活力がなく，認知機能が低めの人，という程度である。これもよくある経過で，加齢によって陽性症状が治まる人は意外に多い。

　統合失調症という病歴があると，入居させたがらない施設もある。しかし，こうした加齢による変化があることも，多くの方に知っていただきたいと思う。

　女性は要介護生活が長く，息子ふたりも障がい者であったため，

長らく居宅支援を受けてきた。ADLの低下に合わせ入浴サービス，ヘルパーなどの支援者が入っている。衰弱が進むとともに本人の意思表示ができなくなりつつあり，今後の方針などについて確認すべきことが出てきている。ACPで押さえるべきことを3つまとめてみたい。

❶キーパーソンを確認する

　配偶者は死亡し，独身の息子ふたりは精神障がい者である。以前は，女性とその配偶者のきょうだい（息子たちにとってはおじやおば）が関わっていたが，皆死去している。息子たちによれば，おじやおばは，「自分が生きている間は甥に対して最小限の支援をするが，自分たちの子ども（息子たちにとってはいとこ）にまではそれを引き継げない」と明言していたとのこと。おじやおばの死後，いとことは連絡をとっていないそうで，親族にキーパーソンとなりうる人はいないことがわかった。

　息子たちのおじやおばのスタンスは，精神科訪問看護の仕事を通しても，時々見ることがある。おじやおばまでが扶養義務を伴う三親等であるという法的な関係に照らしても，「自分たちまでは支援するが，子どもには引き継がない」というのは，理にかなっているともいえる。

　この例では，息子ふたりは母親の状況は理解していた。キーパーソンは息子たちとし，ふたりの希望も確認するようにした。ふたりの希望は，「母親の言う通りにしてあげたい」。注射などの侵襲的な治療は一切受けたがらない女性の意思を尊重し，点滴や胃ろう造設などの治療は行わないことになった。

❷息子ふたりに，臨終が近いことを理解してもらう

　女性はほぼ1日うとうとするようになり，やがて起こそうとし

ても起きなくなっていった。意識レベルが低下し，経口摂取が皆無になると，臨終へ向けての速度は急速に速まると考えられる。

　息子ふたりに臨終が近い事実を話し，今してあげたいことは今すぐしておくよう話すとよい。

　命の終わりが見えると，少しでも悔いがないよう何かをしなければと思うものだが，では実際何をすればいいか考えると，意外に思いつかないものである。何か特別なことをする必要はない。ただ，今日できることを明日しようとは思わないことだ。明日があるかはわからない。

❸亡くなった時のことを決めておく

　この女性の場合，家で穏やかに看取る方針ははっきりしているので，亡くなった時にどのようにするか，段取りを決めておく必要がある。まず，一緒に生活していても，息子ふたりが亡くなる瞬間に立ち会えるかはわからない。夜寝ている時に亡くなり，朝見つけることもある。この点はあらかじめきちんと打ち合わせておくと，立ち会えなかった場合の罪悪感を薄めることができるだろう。

　また，息絶えている状態を見つけたら，すぐに訪問診療の医師に連絡することを取り決めるとよい。経過を知る医師が死亡確認をすれば，警察対応になる可能性を低くできる。

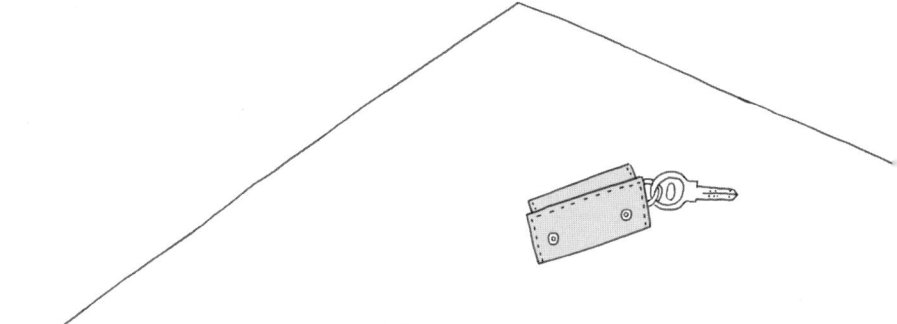

3.5

意思決定できない場合はどうするか

　ACPは本人の意思を確認し，可能な限りそれに沿うために行われる。よって，ここまでは，意思確認を行う上での前提や，難しい場合の工夫についてなるべく具体的に見てきた。それでも本人が意思決定できない状態になった場合は，どのような対応がありうるのだろうか。

　ガイドラインでは，「人生の最終段階における医療・ケアの方針決定」について，本人の意思を確認できない場合は以下のようにするよう記載している[8)]。

---

①家族等が本人の意思を推定できる場合には，その推定意思を尊重し，本人にとっての最善の方針をとることを基本とする。

②家族等が本人の意思を推定できない場合には，本人にとって何が最善であるかについて，本人に代わる者として家族等と十分に話し合い，本人にとっての最善の方針をとることを基本とする。時間の経過，心身の状態の変化，医学的評価の変更等に応じて，このプロセスを繰り返し行う。

③家族等がいない場合及び家族等が判断を医療・ケアチームに委ねる場合には，本人にとっての最善の方針をとることを基本とする。

④このプロセスにおいて話し合った内容は，その都度，文書にまとめておくものとする。

つまり，本人が意思決定できない状況では，家族などが本人の意思を推定する。そして，推定もできない場合は，本人に代わる家族等と話し合い，それを尊重して治療・ケアの方針が立てられる。さらに，その家族等もいない場合は，判断が医療・ケアチームに委ねられる。いずれの場合も，本人にとって最善の方針をとることが基本となる。また，その内容は文書化される必要がある。

薬の効果がなくなってきた時，どこまで治療を続けるのか。急変した場合にどのようにするのか。これは本当に難しい意思決定で，話し合いをもてば必ず決められるというものではない。もし，意思決定すべき人が意思決定できない場合はどうすればよいのか，ガイドラインに立ち戻りながら考えてみたい。

1│意思決定が困難な状況で，意思決定を促す支援

そもそも，意思決定できない状態になるまで，意思確認ができない状況というのは，なぜ起こるのだろうか。後から考えると，「もう少し早く確認しておけば」と悔いるような事例が，いくつも思い浮かぶ。

しかし，いざ時間が逆戻りしたとしても，結局同じような結果になるのではないか。時間が経つにつれて，そのような気持ちが強くなっている。

なぜなら，医療者が「そろそろ急変時の対応を決めておいたほうがよい」と感じても，本人の気持ちがそこまでに至っているとは限らない。医療者と本人や家族の間には，見方のギャップがありうる。

話せるタイミングを待つうちに，その時が来てしまうというのは，よくある状況なのである。その場合は，これまでの話し合いの経過を十分吟味し，手がかりを探すことになる。

一方，このような「時間切れ」の形とは異なり，元々意思決定が

難しい場合もある。患者が子どもの場合や，認知能力に問題がある場合である。この2つの場合について考えてみたい。

意思確認の機を逸した場合

まず，元々の意思決定能力には問題がなく，病状の悪化によって意思決定およびその表現が難しくなった場合について考えてみる。

> **事例1** ▶ 急性骨髄性白血病を発症し，骨髄移植で長期に寛解していた40歳代女性。再発後，化学療法の効果が上がらず，病状は進行した。高熱や関節痛などの苦痛が強く，意識ももうろうとしている。今後について話し合う状況にならないまま時間が経っていった。

医師の見解では，このまま治療を続けても再度病状が好転する可能性は極めて低い状況であった。女性は同性パートナーとのふたり暮らし。しかし，無菌室という環境では面会もできない。入院後間もなく傾眠傾向となり，会話ができない状態になっていった。

本人への意思確認は，再発した段階で治療を希望することを確認して以降，行えていない。本来であれば，病状が急激に悪化した際，心肺蘇生を行うかどうかも聞くべき時期になっていたが，そこを詰めないままで病状が悪化しての再入院であった。

再入院した際，本人の具合がとても悪かったため，本人に話す前に，パートナーから状況を聞き，その上で病状の説明が行われた。パートナーは女性の病状を理解しており，治療を続けても厳しい状況は覚悟している。その上で，主治医と看護師にこのように語った。

「病気になる前から一緒に過ごしていて，最初に病気になった時の気持ちや，治療への期待，再発しての不安などを，ずっと聞いてきました。彼女はとにかく，ネバーギブアップの人。仕事も病気も。『とにかく，最後の最後，最後の鼓動が止まるまで病気と闘う』と

言っていました。もちろん本人の今の気持ちが一番ですが，彼女の気持ちが変わらないなら，そのようにしてほしいと思います」。

　パートナーも理解しているように，本人の意思確認が可能な状態では，本人の意思を確認せずに事は進められない。しかし，近しい人からこのような情報が聞けるのは，今後に向けて，とても有効であった。

　この情報を元に，主治医と受け持ち看護師は，パートナー同席の上，女性に現状を説明した。

　「再発した白血病細胞は，治療が効きにくいものが生き残っているので，とても治療が難しいのです。今日までのところ，残念ながら，全く効果がありません。高熱と関節痛は，白血病そのものの症状と考えられますが，これに加えて，今は口内炎，吐き気など，抗がん剤の副作用も強く出ています。今後の方針ですが，さらに抗がん剤を変えて続けるか，いったん休んで体力の回復に期待するか。希望を教えてください。それから，これはとてもつらい話なのですが，どちらを選んでも，急に悪くなって，助からない，ということは起こりうるのです。その場合，心臓マッサージや人工呼吸器などの蘇生処置を行うかどうかも，決めていただきたいのです。こんなに具合の悪い時にこんな嫌な話をして，医師として申し訳ないと思っています。でも，今お尋ねしておかないと，本意でない形になるかも知れません。どうぞ，お察しください」。

　女性は，語る元気はなかったが，うなづきながら話を聞いていた。しかし，その後意識が混濁したため，返答は得られなかった。

　翌日，パートナーが主治医に伝えた結論は，「本人がこれまで言っていたことを改めて思い返してみました。やはり，治療は続けてほしいと考えます。彼女は『どんなに厳しい治療でも，受けたい，治療をやめたら生きる可能性はなくなるから』と言っていました。けれども，蘇生は希望しません。呼吸や心臓が弱くなっていよいよ

身体が死に向かったら，そのままで。『見込みがなくなったら静か
に終わりたい』とも言っていましたから」。

　このように，病気そのものの治療をどうするかと，心肺蘇生をす
るかどうかは，分けて意思確認をするのがよいと思う。治療は諦め
ないが，蘇生は希望しない，という選択は，比較的多く見られるも
のだ。

　また，この話し合いの時，パートナーは女性のFacebookへの投
稿を見せながら話した。そこには，白血病の闘病経過が細かく書か
れており，パートナーが言ったままの言葉が記されていた。本人が
何らかの記録を残している場合，それも大変参考になる。

認知能力，現実検討能力の問題から，意思決定できない場合

　次に，病気になった段階で，すでに認知能力や現実検討能力に問
題があり，意思決定が望めない場合について考えてみる。

> **事例2** ▶ 統合失調症で長年，「体内に悪霊が憑いている」という
> 妄想のある60歳代の男性。普段からさまざまな症状を訴え，身
> 体科への受診を勧めても，「悪い奴が手を回して，医者に自分を
> 殺させる」と言い，受診しようとしなかった。ある時ふらついて
> 歩けなくなり，救急車で病院へ搬送される。検査の結果，転移性
> の多発脳腫瘍とわかり，原発は肺と判明した。みるみるうちに会
> 話も不能となり，本人への意思確認は困難となった。

　男性は救急搬送された病院にそのまま入院となった。男性はひと
り暮らしであったが，都内に姉がおり，交流は続いていた。入院の
時点ですでに深刻な病状が判明し，姉には事実が伝えられた。

　男性は，初め妄想的な言動を繰り返し，医師や看護師となかなか
意思の疎通が図れなかった。そして脳転移の進行により，発語がで

138

きず，視線も合ったり合わなかったりで，簡単な問いかけにも反応
がなくなってしまった。

　現状では，男性への説明は無理と判断され，病状に関する説明は
姉が聞かねばならなくなった。主治医からは，以下のような説明が
なされた。

　「肺がんのstage Ⅳ。最も進行した段階です。脳に転移があり，
意識が落ちており，こちらの言うこともわからない状態です。治療
としては，肺がんそのものには抗がん剤が考えられますが，脳の転
移には効果がありません。そのため，脳転移については，ガンマナ
イフと呼ばれる放射線治療が必要です。これらの治療をしても，効
果があるとは限らず，月の単位でどんどん悪くなる可能性もありま
す。また，かなり急激に進行しているので，治療を行うとしても，
効果が出る前に呼吸が止まったりする可能性があります。その場合，
心臓マッサージや人工呼吸器をつける蘇生処置を行うかについても，
決めておきたいと思います。難しいでしょうが，弟さんならどのよ
うに考えるか，お考えいただけますか」。

　姉はとてもよく状況を理解し，じっくりと考えていた。そして，
「弟は大学在学中に発病して，本当に多くのものを失いました。優
秀な弟で，きっと働いて，よい仕事もしたのではないでしょうか。
おかしな妄想をずっともっていましたが，私にはとても優しい弟で
した。年を重ねて，妄想もずいぶん落ちつきました。やっといい時
間が来たかと思ったら，こんな病気になって…。気の毒でなりませ
ん」と悲しそうに話した。

　最終的に姉は，一度は治療をしてほしい，と希望した。抗がん剤
とガンマナイフを行い，少しでも効果があれば続けてほしいと言う。
「精神病だから治療しない，というのは嫌なんです。弟がかわいそ
うで。きちんと手を尽くして治療をしてもらいたいのです。それで
結果が悪ければ，私も弟も納得できるでしょう。その上で悪くなっ

たら，もう諦めます。蘇生はしなくてかまいません。そこまで悪くなったら諦めるしかありませんから」。

　その上で，蘇生についての判断は，医師に委ねたいと希望した。「純粋に医学的なところで考えて，もう助からない，という状況なら，仕方がないと思います。ただ，それを私が決めることはできません。先生方で決めてほしいと思います」。

　意思決定の代行は，自分が決めたという事実を引き受けることである。時にはそれがつらく耐えがたい人もおり，その場合，心情を理解した支援が求められる。

　がんの進行により呼吸停止や心停止が起きた場合，蘇生が奏功する可能性がないのは，医学的な常識といってよいだろう。したがって，蘇生をしないことについては，専門家主導で決める形をとり，姉の心労を軽くするのも妥当な対応だと考える。

2 ｜ 意思決定が困難な状況で，複数の専門家が代行する場合

　前述したように，可能な限り意思決定は本人が行い，それが困難な場合は家族などがやむを得ず代行する。しかし，以下のような理由でこれが難しい場合，ガイドラインでは，複数の専門家からなる話し合いの場を別途設置し，医療・ケアチーム以外の者を加えて，方針等についての検討および助言を行うよう，勧めている[8]。

- 医療・ケアチームの中で，心身の状態等により医療・ケアの内容の決定が困難な場合
- 本人と医療・ケアチームとの話し合いの中で，妥当で適切な医療・ケアの内容についての合意が得られない場合
- 家族の中で意見がまとまらない場合や，医療・ケアチームとの

　話し合いの中で，妥当で適切な医療・ケアの内容についての合意が得られない場合

　また，意思決定の代行を専門家が行う場合は，ガイドラインの「③家族等がいない場合および家族等が判断を医療・ケアチームに委ねる場合には，本人にとっての最善の方針をとることを基本とする」を厳守しなければならないとされる。

身元のわからない人が突然搬送された場合

　救急対応をしている医療機関では，全く身元がわからない患者を受け入れる可能性がある。ACPという視点から見ると，どのような対応が求められるだろうか。

> **事例3**▶路上生活をしている男性が，救急搬送され，CTで広範囲な脳梗塞が発見された。身元のわかるものは何もない。手術の適応はなく，血栓を溶解する治療が開始された。入院時の意識レベルは呼名反応がかろうじてある程度。時間を追って低下している。今後急変の可能性がある。

　救命救急の段階では，とにかく迅速に対応するため，意思確認が後回しになる傾向がどうしてもある。私が救急対応に当たっていた十数年前に比べれば，恐らく慎重になっているだろう。しかし，やはり限界はあると思われ，それは救命を優先する限り，やむを得ない判断であろう。
　救命された後には，病状が落ちつき，本人の意思確認ができるところまで回復するか，身元がわかり親族との連絡がつくなど，社会的背景が判明するのを待って，仕切り直しとなる。

ただし，回復することなく病状が悪化する場合は，医師，看護師，ソーシャルワーカーなど多職種が関わり，方針を検討する必要がある。

意思決定をしていた人が急変して搬送された場合

　すでに意思決定をし，周囲にもそれを伝えていた人が，急変して運ばれ，意に沿わない治療を行われる。そのような例は，なかなか想像がつかないかもしれないが，私は実際に経験したことがある。

> 事例4 ▶ かくしゃくとした80歳代後半の女性。とても若く見え，活動的に過ごしていた。ひとりで外出した際，駅のホームで突然倒れ，救急搬送される。意識がない上に，所持品が近くに見当たらず，身ひとつで運ばれてしまった。診断は急性心筋梗塞。病院到着後に致死的不整脈となり，呼吸停止。心肺蘇生を行い，集中治療室で呼吸管理となった。後に身元がわかり，子どもたちといざという時の対応について話し合い，「蘇生は希望しない」と文書に残していたことがわかった。

　病院に駆けつけた3人の子どもたち（50～60歳代）は，人工呼吸器を装着した母親の姿を見て泣き崩れ，「母が希望した形ではない」と非常に立腹した。主治医からは以下の内容を説明した。

❶所持品が全くなく，身元の確認ができなかった。

❷意識がない状態で運ばれ，本人からの情報が何も聞けなかった。

❸来院した時は心臓が動いており，心電図で心筋梗塞とわかった。直後に致死的不整脈が出て，間もなく呼吸が止まった。とにかく救命のためには，心臓マッサージと人工呼吸器の装着は必須であった。

❹「蘇生は希望しない」との希望があったと今聞き，衝撃を受け

ている。しかし，知っていれば自動的に蘇生を止めたかは，わからないと言う他ない。心筋梗塞での急変は救命の可能性もある。事前に必ず助けるとは言えないが，助からないとも言えない。事実今の病状も意識は戻りつつあり，改善の兆しがある。事前にその希望を知っていたとしても，医師として再度確認はしたい。

　この説明に，ふたりの子どもは納得し，ひとりは納得しなかった。しかし，すでに人工呼吸器が装着され，改善の見込みがあったため，経過をみることになった。その上で，納得している子どもから，このような質問があった。

　「救命せざるを得なかった状況はよくわかりました。母が言っていたのは『機械をつけて無駄な延命をしないでほしい』ということだったので，助かる見込みがあっての治療であれば，確かに，やむを得なかったと思います。その上で聞きたいのですが，この先再度病気が悪くなり，よくなる見込みがなくなったら，その時点で人工呼吸器は外してもらえるのでしょうか。もちろん，よくなることを望んでいます。でも，今の処置が『無駄な延命』になってしまったら，それを続けるのは，母の気持ちに添わないと思うのです」。

　この事例はまだ21世紀になる前の話で，当時は一度つけた呼吸器は，回復するか，あるいは亡くなるまで絶対に外せなかった。そのため，「いったんつけた呼吸器は外せません」と主治医は言い，子どもたちもそこは理解してくれた。

　女性は危機的な状況は脱したため，いったん呼吸器が外れ，一般病棟に戻ったが，寝たきりの状態が続いた。そして，半年ほど経ったところで肺炎を起こし，亡くなってしまった。

　時間が経つ中で，3人の子どもはそれぞれに母親が衰え，亡くなっていくことを受け入れていたように見える。「機械をつけて無

駄な延命をしないでほしい」と言われていた子どもたちにとって，母親の呼吸器が外せたのは，救いになったのではないか。

　このように，ACPが行われ，意思決定が行われ，周知されていたとしても，それが伝わらない場合もありうる。治療の中止が以前より容易になる中，こうした場合に人工呼吸器を外す選択もありうるのか？　もし希望があれば，その段階で家族と，多職種の専門家を交えた検討が必要になる。

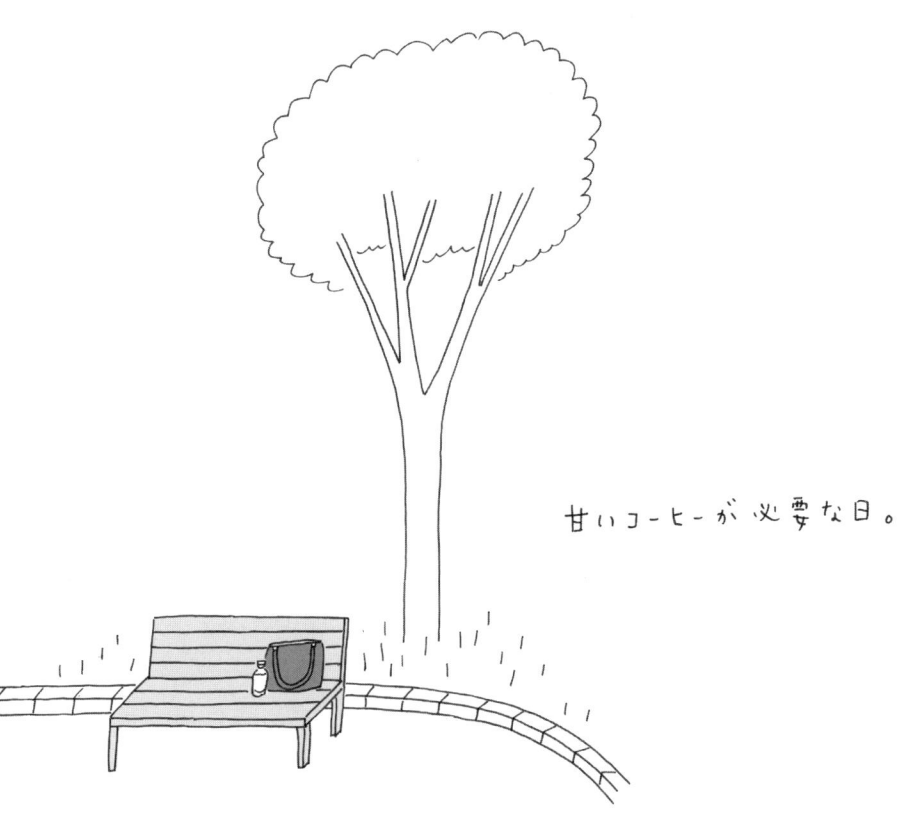

甘いコーヒーが必要な日。

3.6

死に向かっての備え

　本項は，これまでの項目と異なり，ACPの手順をきちんと踏めた場合にも，踏めなかった場合にも，支援者として知っておいたほうがよい内容を含んでいる。なお，ACPのガイドラインには，亡くなった後のことについては触れられていない。

　ここで取り上げるのは，最近特に話題になる「終活」に関連した話である。亡くなった後，人に迷惑をかけないよう，元気なうちに身辺を整理したり，必要な手続きが進めやすいよう準備しておきたいと考える人は多い。身も蓋もない言い方になるが，「いつ死んでも周囲が困らない」ようにしておくのが，理想の「終活」といえるだろう。

　一方で，こうした「終活」をせねばと思いつつ，残された人生を生ききろうとするのもまた，人間の気持ちなのだと思う。「終活」もそこそこに，旅行をしたり，残りの仕事を片付けたりするうちに，時間切れになる。そんな最終盤の人生もまた，味わい深いのではないだろうか。

　ここでは，どちらの例についても触れたいと思う。そして，事例を通して，亡くなった後への備えをどのようにできるかを考えていく。

1 ｜ 残された人生を生ききる努力

　まず初めに，自らの死期がそう遠くないとわかった際，死ぬまでの間にやり残したことをしようとする人について思い返してみる。

仕事だけをして終わる

　もし自分が長く生きられないとわかったら，何をするだろうか。
…多くの人が一度は考えたことがあるのではないか。だいたい大き
く分かれるのが，仕事を続けるか辞めるか。友人に尋ねると，いろ
いろな答えが返ってきた。

　「先々のお金も稼がなくてよくなるなら，もう辞めて好きなこと
する。でも，実際はローンもあるしね。なかなか割りきれなさそう。
ローン残して亡くなる人って，どうしているんだろう。いざとなる
とどうでもよくなるかしら。どうでもいいって思えたら，辞めて有
り金使いたいわ」。

　「自営だから，引き受けた仕事だけはなんとかやろうと思いそう。
元から趣味もないしね。きっと働いて終わり」。

　具体的に考えると，なかなかの難問なのは確かである。

> **事例1** ▶ 60歳代の男性。税理士として長年働き，多くの顧客を抱
> えていた。入院時は確定申告の時期だったため，睡眠時間も短く，
> 疲労がたまっていたという。鼻出血や高熱など今までにない不調
> があり，クリニックを経て大学病院へ入院。前骨髄球性白血病と
> いう，極めてたちの悪い白血病であった。即日入院で，病状が本
> 人にも告げられ，治療が始まった。体調の悪い中，個室にパソコ
> ンを持ち込んで仕事をし，約2か月で死去。意識がなくなる中で
> も顧客のことを案じていた。

　男性は，かなりの無理をして仕事を続けていて，医師からはなる
べく休養するよう促されていた。化学療法をやるが効かない可能性
もあり，急変もありうると話され，理解していた。

　「休んだほうがいいのはわかるし，僕も休みたいよ。でも，この
まま死んでしまう可能性もあるなら，できるところまでは仕事を片

付けたい。幸い人を使っているから，他の人に引き継ぐ準備を始め
ています。とにかくできるところまでやります」。

　このように話し，気力で仕事を続けたが，妻や子どもは「できる
だけ休んで治療に専念してほしい」と考えていた。私は当時内科病
棟の看護師として男性に関わっており，妻から「熱もあって具合が
悪いのに休まないんです。なんとかやめさせてほしいのですが，な
んとかなりませんか」と相談を受けた。

　まだ30歳代だった私は，今よりはるかにきっちりした生活指導を
していたと思う。それでも，男性に，仕事をするなと言う気持ちに
はなれなかった。理由は，ほぼ確実に亡くなるという厳しい見込み
と，休んだからといって病気がよくなるとはいえない事実であった。

　オーバーワークは確かに体調悪化の誘因になるだろう。とはいえ，
安静にしていたからといって，見込みが厳しいのは変わらない。多
大な犠牲を払って仕事の手を止めたとしても，見返りがない可能性
が高いのなら，無理に休めというのはあまりにも酷だと思った。

　私は妻に，こうした考えを，投げやりな印象を与えないように伝
える努力をした。

　「奥さまのお気持ちはもっともだと思います。無理してお仕事をし
ている姿を見ると，具合が悪くなったらと心配になりますよね。医
師もそう思って休むようにお勧めはしています。けれども，お仕事
の区切りをつけたいというお気持ちもまた，もっともだと思うのです。
ですから私たちは，無理に休むようにとは申し上げていません。残
念ながら，休めば必ずよくなる病気ではありませんから…。ご本人
の気持ちが落ちつくように時間を過ごすのも大事なことでしょう」。

　このように話すと，妻は泣き崩れ，その後「そうですね。仕事の
ことを気にしながらなんて，のんびりできないですよね。気の済む
ようにしてもらうしかありませんね。少しでも仕事が進むように手
伝うよう，気持ちを切り替えます」。

最低限の仕事を約1か月で終えた男性は，その後しばらくして脳出血を起こし，帰らぬ人になった。

親を傷つけてでもやりたいことをする

配偶者，親，子ども，きょうだいなど，多くの親族がいる人の場合，残された日々でしたいこと，してほしいことがそれぞれで大きくずれる場合がある。もちろん，最も大事なのは患者本人の意向だが，それがあまりにも他の親族を傷つける場合，支援者はどのような立場を取るのが望ましいのだろうか。

そのような問題を強く感じた事例を経験した。かなり特殊な場面だとは思う一方，親族や本人それぞれの意向が異なる状況は，起こりうると考えた。

> **事例2** ▶肺がんの30歳代男性。診断から約1年が経過し，化学療法の効果が薄れつつあった。家族は同年代の妻と3歳の娘。在宅酸素を行いながら自宅で過ごし，子どもと妻との時間を大事にしていた。自宅は男性の両親との同居。二世帯住宅で両親は協力的に見えた。しかし，男性と妻は両親の干渉を嫌い，今の住まいを出て夫婦と子ども水入らずの生活を切望していた。

結局男性は，両親に相談しないままある日突然，賃貸マンションへの転居を決行した。これを手伝ったのは訪問看護師。私は病棟の看護師として関わり出して間もない時期で，いきなり両親の激情を受けとめる状況になった。母親が泣きながら話したのは，以下の内容である。

「突然息子が病院から帰ってきて，これから引っ越すというのです。おととい入院したばかりだから，驚きました。外泊はできると聞いたものの，まさかこんなにすぐ戻ってくるとは。その後，訪問

看護師さんが数人来て，必要な荷物をまとめる手伝いをしました。呆然としていたら，引っ越し屋さんの車が来て。本当に出て行ってしまったんです。病院の皆さんは，何か聞いていらっしゃいましたか？」。

私も主治医も寝耳に水で，事態を飲み込むのに時間がかかった。その後男性に聞いてわかったのは，その引っ越しは，男性が発病後夫婦で話し合い，時間をかけて決めていたものだった。

「僕が病気になって，両親が僕たちのエリアに入ってくることが増えました。いろいろ気遣ってのこととわかるのですが，妻にはいろいろプレッシャーになったようです。夫婦と子ども3人で暮らしたい，と妻のほうから言い出しました。僕も水入らずの生活を最後に少しでも送りたいと思って。両親が反対するのはわかっていたので，敢えて黙って準備をしました。訪問看護の方たちにはかなり無理を言って手伝ってもらいました。両親は今も怒っていますが，僕たちにとっては幸せな生活です」。

男性は何度か3人で暮らす家に外泊し，うれしそうにしていた。そして引っ越しから3か月ほどして，穏やかに亡くなった。

私は長年この事例について，看護師が立ち入りすぎたのではないかと感じていた。いかに患者中心とはいえ，一方的に同居を解消することになる引っ越しを看護師が手伝うのはどうなのか。今も釈然としない。

しかし，後から聞いたことには，男性の妻は，ひとりになってから，夫の親との同居を続ける意思はなかった。後に行くほど暮らしを変えるのは難儀である。それを思えば，あのタイミングで家を出たのは，妥当な判断に思われた。

生前葬をする

葬儀の多様化が進み，型通りの葬儀は減少傾向にあると聞く。家

族葬，火葬場への直行が増え，全体としては大きな葬儀が減っているようだ。中には，自らが元気なうちに葬儀を行う生前葬を選ぶ人もいる。

　生前葬は，葬儀の代わりという意味では，いわゆる「終活」の範疇だろう。しかし，世話になった人を集め，最後のお別れをする，という主旨は「残された人生を生ききる」ための行動とも見える。

> **事例3** ▶ 40歳代で，消化器系のがんのため死去したひとり暮らしの女性。発症までは，仕事を中心に充実した生活を行っていた。根治不能のがんとわかった段階で，最後の誕生日に，生前葬として大きなパーティーを行おうと企画し，実行。パーティー終了後2か月程度で病状が悪化した。

　生来健康で仕事と趣味に日々忙しく生活していた女性が，消化器系のがんとわかったのは，突然の腹痛がきっかけであった。日頃から健康管理に余念がなかった女性は，すぐに内視鏡ができる医療機関を受診。検査の結果，進行したがんが見つかり，入院となった。

　すぐに根治不能であると判明し，本人に説明が行われた。80歳代の両親は存命で，弟がひとりいた。いずれも医師からの説明を受けていたが，本人は「自分の残された人生の生き方は自分で決める」と明言。「治療は入院しない範囲で行い，悔いのないよう生ききりたい」との方針で治療を進めることになった。

　女性は，会社員としての仕事は早々に辞め，期限付きの余生を生きることに全力を注いだ。中でも生前葬には強い意欲をもち，蓄えのすべてを使いきりたいと話していた。

　そこには高齢の両親が葬儀をしないで済むように，との配慮もあった。しかしそれ以上に，女性自身が，自分の人生の集大成として，多くの友人，知人に囲まれたいとの強い希望があった。

　住まいの整理など現実的な作業に注意を払わなかったのは，死後のいろいろな手続きなどは，肉親に委ねる気持ちでいたからだった。そのため，支援者も女性の意向に沿って見守る姿勢で関わっていた。

　華やかな生前葬が終わって以降，女性はしばらく高揚し，やがて虚脱し，衰えていった。それは女性にとって，願った経過に近かったのではないだろうか。

2 ｜ いわゆる「終活」に関連したこと

　次に，残された日々を，自らの死に向けての準備＝「終活」に注力した人について取り上げる。どの人も，すべてやりきれはしなかった。しかし，最も気になることから手をつけ，最低限の目標は達したように見えた。

墓を決める

　「夫と同じ墓に入りたくない」妻の話は周囲でも耳にする。しかし，中には入りたくても入れない人もおり，〈家〉がからむ墓の問題は，一筋縄ではいかない。

> **事例4 ▶**60歳代半ばの女性は，30歳代で夫を亡くし，以後再婚せずに公務員として働き，定年を迎えた。今は非常勤で友人の会社を手伝い，経済的には安定した生活を送っている。頭痛があり，脳CTを撮ったところ，未破裂動脈瘤が複数見つかり，手術をするか検討された。手術のリスクも大きいと考え，女性は経過観察を希望。一方で，突然死もありうると覚悟し，「死への備え」を始めると決めた。まず，女性がはっきりさせようと思ったのは，これまで結論を先延ばしにしてきた墓の問題であった。

女性は20歳代半ばに結婚し，夫婦で美容院を経営していた。結婚10年目で夫は交通事故で他界。この時ふたりの間には子どもはなかった。このような場合，遺産は夫の両親にも相続権があるが，権利を主張せず，女性は買ったばかりの店舗付き住宅を引き継ぎ，仕事を続けた。

　次男だった夫だが，30歳代半ばでは墓の準備もなく，夫の両親の勧めるまま実家の墓に入った。夫の両親とは関係がよく，女性はいずれは同じ墓に入りたいと考え，両親も了承。結婚後の姓で働いていた年数が長いため，夫の姓のままとした。その後，再婚を考えた人もいたが，踏みきれず，ひとり暮らしが続いた。

　夫の死後約30年が経ち，自分の親も亡き夫の親も，皆他界している。夫には兄と妹がいて，今も賀状のやりとりは続いているが，日常的に連絡を取り合う機会はないまま来ている。

　時間とともに，「なにがなんでも夫と一緒の墓に入りたい」という気持ちは薄れた。しかし，気持ちの中で，ひとりのままにするのは不憫，という気持ちがある。夫のきょうだいに連絡し，墓に入るのが可能か聞いてみることにした。

　女性同士のほうが話しやすいと思い，義妹に電話で希望を伝えてみた。具体的には，以下のような内容である。

- 未破裂動脈瘤があり，破裂する可能性がある。ただし，手術にもリスクはあり，破裂の可能性はそれほど高くないので，定期的に検査して様子を見ることにした。

- いざという時の備えはしておきたいと思い，ひとりで急に具合が悪くなってもなるべく周囲が困らないように，できる準備はしておこうと思う。

- 日常的な支援や保証人になってほしい，という希望は全くない。ただ，できれば墓に入れてもらいたい。葬儀などの世話もかけない。

交渉の結果，義妹は義兄とも相談の上，快諾してくれた。義妹はすでに家庭をもち，実家の墓に入る予定はないとのこと。墓守をしている義兄に挨拶にうかがい，いざという時には墓に入れるよう計らうと言ってもらった。

この例では希望が叶う方向となったが，類似の事例で拒否された場合もある。また，最初から夫の実家の墓は希望せず，自分の実家の墓や，永代供養の墓を探すなど，選択はさまざまであった。

墓の問題がやっかいなのは，そこに〈家〉が出てくるからであろう。普段から，「実家」「婚家」など家制度時代の言葉は使わないようにしているのだが，こと墓の話になると，「実家の墓」「婚家の墓」と書いたほうがわかりやすい。それだけ墓は〈家〉とセットになっているといえよう。

婚姻している状態なら，〈家〉の枠組みで自動的に決まる墓が，枠組みから出ると，いろいろと算段が必要になる。こうした日本的な現実も知っておくとよい。

遺言を書く

私事になるが，2012年に母が亡くなった時，遺言があったおかげで本当に助かった。母は父の死後再婚していたが，諸事情から事実婚であった。一番の理由は姓を変えるのも，変えさせるのも母が嫌だったこと。いざという時それが不利にならぬよう，母は遺言書に，きちんと財産を分けるよう記載していた。

母の子どもは私ひとりしかおらず，私が納得すれば，他に問題はなかった。母の死後，義父は母と暮らしていた家を引き継ぎ，近所付き合いもしながら生活している。

遺言書を作っておけば，かなり遺志が通せるというのが，この時の発見だった。事実婚，再婚で互いに子どもがいる，などの事情で相続が複雑になる可能性があれば，遺言を書いておくと無用な悶着

が避けられるのではないだろうか。

事例5 ▶糖尿病による合併症が急激に進み，人工透析導入となった60歳代の男性は，妻とふたり暮らし。子どもはなく，ふたりで事業を行い，経済的には豊かであった。透析を行いながら仕事を継続したが，いざという時の備えが必要と考え始めた。男性は3人きょうだいの末子で，両親が亡くなった際に，相続をめぐって兄と姉が激しく争った経験がある。そのため，自分が亡くなった時に，妻が事業をひとりでも継続できるよう，すべての財産を妻が引き継げるよう遺言書を作成した。何度か入退院を繰り返しながら仕事を続けた男性は，透析開始から3年後，透析中に心筋梗塞を発症し，心肺蘇生の甲斐なく亡くなった。遺言通りすべての財産は妻が引き継ぎ，事業は継続されている。

どんな職種にせよ，ACPのプロセスにおいて，患者の財産に関する問題に関与するのは避けたほうがよい。ただし，死後の備えについていろいろと相談される経験は多く，相続に関する相談も，少ないながらもちかけられた。その際私が心がけたのは，以下の4点である。

❶立ち入りすぎないように気をつけ，相手が知りたいことだけに答える。

❷基本的には専門外なので，どのように調べればよいかをアドバイスする。

❸具体的にアドバイスする時は，必ず裏を取り，それを示す。

❹後から他の人にアドバイスの内容を聞かれてもかまわないように話す。

これらをまとめて言えば，少し調べればわかる事実だけを伝える，

ということになろうか。今回の事例にある，子どもがない夫婦の遺産相続[9]については，「妻に全財産を相続させる」と遺言を書けばその通りになり，書いていなければ，4分の1がきょうだいの取り分となる（姉，兄はそれぞれ8分の1）。

　遺言書は決して万能ではない。5人いる子どものひとりだけに全財産を相続させようと遺言書を書いても，子どもには遺留分と呼ばれる法的な補償分があるため，本来ならもらえた額の半分は分けなければならない。

　この事例では両親が亡くなっているが，もし親が存命の場合，親には遺留分があるため，男性の希望通りにはいかない可能性もある。両親が相続の権利を主張すれば，財産の6分の1は分けなければならないからだ。しかし，きょうだいについては，この遺留分はない。そのため，遺言さえ書いておけば配偶者のみに遺産をすべて相続させられるのである。

　私の周囲でも，子どもがない場合，全財産が配偶者にいくと素朴に信じている人は多い。私自身，子どものない夫婦なのだが，看護師という仕事を通して相談を受けることがなければ，気づかなかったかもしれない。

　この事例のように事業をやっている場合や，不動産が主な財産である場合，それを分割することが，残された配偶者の生活を脅かす場合がある。積極的に立ち入ることはしないにせよ，知識としては知っておくほうがよいと思う。

3 ｜ 備えなしに亡くなって困ること

　ある程度の備えをしたいと思っても，それだけの時間が残されていなかった場合もあれば，生きることを優先した結果，そこまで手が回らない場合もある。いずれにしても，自分の死後なすべきこと

をすべて済ませられるわけではない。その点は，本人を含め覚悟しておく必要がある。

何に困るのか

亡くなった後のさまざまな手続きをする人がいない場合，どのようなことに困ったかを具体的に聞けたいくつかの事例がある。これについてまとめてみたい。

事例6 ▶ 精神疾患のある50歳代の男性は，グループホーム入居中に身体疾患のため入院し，そのまま死去した。親族は2歳年下の妹のみ。長らくキーパーソンとして関わっていたが，若年性認知症が進み，今後のことを話し合おうという矢先に男性が亡くなってしまった。そのため，グループホームの世話人が死後の手続きの多くを代行したが，その際最も苦労したのが，銀行口座に関連したことだったという。

手続きの代行で最も困ったこととして具体的に挙がったのは，ケーブルテレビの解約だった。話を聞くと，口座引き落としを止めるところから苦労したとのこと。私の経験に照らしても，これはよくわかる。使っている口座を生きているうちから止めるのは無理としても，休眠口座の解約は，それこそ生き死ににに関わらず，今すぐにでもやったほうがいいと思う。

今後，金融機関の通帳がなくなり，ネットバンキングに移行すれば，どこに口座があるかもわからない事態が起こりうる。取引記録も見られなければ，口座引き落としについても知るのが大変になってしまう。これについては，可能な限り元気なうちにリスト化してもらえればと思うが，それがあったとしても，手続きは何かと煩雑だろう。

　事例のように，間の悪い時期に間の悪いことが起きるというのは，よくある話である。しかし，備える方法としては，後見人を早期につける。これ以外に対策が思いつかない。親族がキーパーソンになっている場合でも，今後への備えとして，後見人も検討するとよいのではないか。

　そして，一番大切なことは，支援者としては，「死後に残された人が困らないように」と考えるよりも，本人がやりたいことをやりきれるよう支援する必要がある，ということだ。さまざまな事例を紹介したが，最終的には，その点を押さえた支援が必要である。

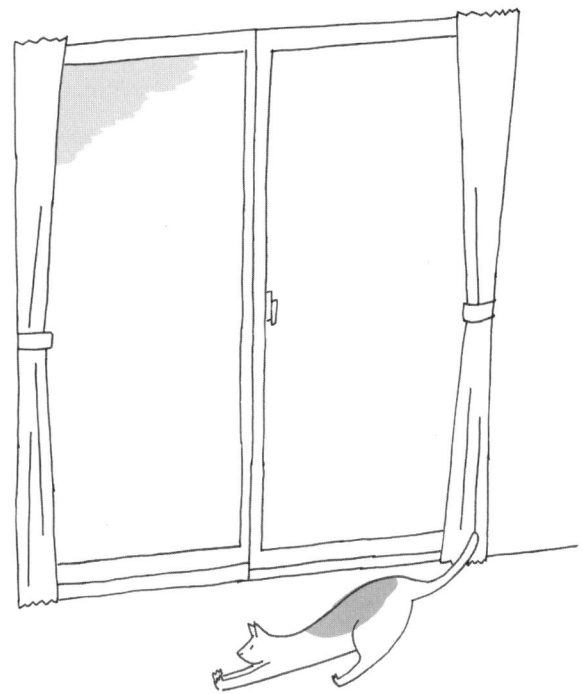

文献

1）厚生労働省 人生の最終段階における医療の普及・啓発の在り方に関する検討会：人生の最終段階における医療・ケアの決定プロセスに関するガイドライン 解説編．改訂 平成30年3月．p.2, 2018.
https://www.mhlw.go.jp/file/06-Seisakujouhou-10800000-Iseikyoku/0000197722.pdf（2021年1月19日アクセス）

2）東京都医師会：アドバンス・ケア・プランニング（ACP）―人生会議．
https://www.tokyo.med.or.jp/citizen/acp（2021年1月19日アクセス）
ACPについて，一般の人を対象にした説明．

3）みどり総合法律事務所：親子や家族間の扶養義務とは何ですか？
https://www.midorisogo-law.com/cont14/page2.html（2021年1月19日アクセス）
法律事務所のサイトには，こうした法律用語の説明がよく出ている．

4）東京都福祉保健局，監察医務院：ご遺族の皆様へ．
https://www.fukushihoken.metro.tokyo.lg.jp/smph/kansatsu/izoku/goizokunominasamahe.html（2021年1月19日アクセス）
監察医務院から遺族への説明．行政解剖になった場合の流れが書かれている．

5）Sustainable Japan：News【国際】世界「男女平等ランキング2021」，日本は120位で史上ワースト2．G7ダントツ最下位（2021/03/31）
https://sustainablejapan.jp/2021/03/31/global-gender-gap-report-2021/60498（2021年6月4日アクセス）
投資関連のサイトにあった記事．日本は性差別大国であることを再認識する．

6）OUT JAPAN：LGBT関連ニュース　千葉市でパートナーシップ証明制度がスタート，事実婚の異性カップルを含めたのは全国初．2019年1月30日．https://www.outjapan.co.jp/lgbtcolumn_news/news/2019/1/14.html（2021年1月19日アクセス）
医療，介護の現場は，「女性が介護をして当たり前」の長い歴史があり，家父長的な家族観を受け入れやすい．LGBT関連の記事は，特に意識して読むことをお勧めしたい．

7）がん治療.com：白血病とは｜症状や検査，治療，ステージなど．
https://www.ganchiryo.com/type/index23.php（2021年1月19日アクセス）
がんの最新治療がわかるサイト．

8）前掲書1），p.5.

9）遺産相続弁護士 相談広場：子どもがいない夫婦の夫が亡くなると，相続財産はすべて妻のものになる？
https://www.souzokuhiroba.com/wakekata/couples-without-children.html（2021年1月19日アクセス）
これも3）同様，法律事務所のサイト．

おわりに

　まずは本を手に取ってくださった読者の方に。ありがとうございます。

　この本を書きながら，私は改めて，自分が病気や人の生き死にについて，偶然の要素が強いと考えていることを自覚した。

　臨床では，素敵な生き方をした人が苦しい死に方をし，多くの人を苦しめた人が，苦しまずに死んだりする。私を含め多くの人間は，よりよく生き，よりよく死ぬことを求めている。しかし，実際には，よりよく生きることと，よりよく死ぬことの因果関係は心許ない。

　いろいろな病気を抱え始めた母にそのことを話すと，とてもがっかりしていた。母は戦争経験から，「死ぬか助かるかは時の運」だと思い知り，「人生はたまたまのことで決まるのよ」とよく言っていた。しかし，そんな母であっても，平時の死までが運次第と考えるのはつらかったのだと思う。

　私自身も，このような臨床の現実を見ながら，過度に虚無的にならないためには，態度を決める必要があった。偶然で多くが決まってしまう人間のはかなさみたいなものを，苦笑しながら受け入れていく。それが，私が臨床で取ると決めた態度である。

　2020年の年明けから，多くの国が新型コロナウイルスのパンデミックに見舞われている。この疫病によって，思いがけない亡くなり方をした人も，たくさんいることだろう。また，最後の時を一緒に過ごせず，深い嘆きの中にあるご遺族もあるだろう。

　本当に残念なことだけれども，コロナ禍といわれる現状も，私たちの死に方を決める偶然のひとつである。私たちはさまざまな意思決定を求められる一方で，選びようのない大きな力で翻弄されている。

ACPをいかに取り入れても，こうした偶然から逃れることはできない。ゆえに当初は導入に懐疑的であったのだが，今は違う考え方をしている。偶然が左右するからこそ，その都度自分が行った選択をたどれることが大事なのだと思う。

　その選択の軌跡を残すために，ACPは有効なツールである。ただし，予想通りにならないかもしれない，という留保は常に必要だと強調したい。

　そして，いかに死が近づいている人であっても，その人が生きようとする気持ちを支えるのが看護であるとの信念を，私は忘れたくない。

　最後に，この本を書くにあたり，医学書院の品田暁子さんからは，常に的確な示唆をいただいた。厚く御礼申し上げます。また，これまでに関わった多くの患者さん，利用者さんにも。本当にありがとうございました。

2021年6月15日
新型コロナウイルス感染症の収束を願いつつ

宮子あずさ

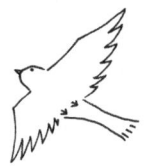